# 2025

최신·적중 임상병리사를 위한

# 의료관계법규 예상문제

편집부 편

정문각 JMK

# 차례

01. 의료법 시행령 | 시행규칙 · 1

02. 의료기사 등에 관한 법률 예상문제 · 43

03. 감염병의 예방 및 관리에 관한 법률 예상문제 · 69

04. 지역보건법 예상문제 · 103

05. 혈액관리법 예상문제 · 129

# 01

# 의료법

《 의료법

# 예상문제

**01.** 「의료법」상 목적은?

① 보건의료를 효율적으로 제공
② 의료인의 사명과 권리를 규정
③ 질병을 예방하여 국민의 건강을 보호
④ 병원의 운영과 의료인의 면허 등에 관한 사항을 규정.
⑤ 국민의료에 필요한 사항을 규정함으로서의 국민의 건강을 보호 · 증진

해설 **제1조(목적)** 이 법은 모든 국민이 수준 높은 의료 혜택을 받을 수 있도록 국민의료에 필요한 사항을 규정함으로써 국민의 건강을 보호하고 증진하는 데에 목적이 있다.

**02.** 「의료법」 및 「간호법」상 간호사의 임무가 아닌 것은?

① 한의사의 지도하에 시행하는 진료의 보조
② 임산부 및 신생아에 대한 보건과 양호지도
③ 간호조무사가 수행하는 업무보조에 대한 지도
④ 간호 요구자에 대한 교육 · 상담 및 건강증진을 위한 활동의 기획과 수행
⑤ 환자의 간호요구에 대한 관찰, 자료수집, 간호판단 및 요양을 위한 간호

해설 **간호법 제12조(간호사의 업무)**
1. 환자의 간호요구에 대한 관찰, 자료수집, 간호판단 및 요양을 위한 간호
2. 「의료법」에 따른 의사, 치과의사, 한의사의 지도하에 시행하는 진료의 보조
3. 간호 요구자에 대한 교육 · 상담 및 건강증진을 위한 활동의 기획과 수행, 그 밖에 대통령령으로 정하는 보건활동
4. 간호조무사가 수행하는 제1호부터 제3호까지의 업무 보조에 대한 지도

**03.** 「의료법」상 의료인에 속하지 않는 자는?

① 의사　② 약사　③ 간호사
④ 한의사　⑤ 치과의사

해설 **제2조(의료인)** ① 이 법에서 "의료인"이란 보건복지부장관의 면허를 받은 의사 · 치과의사 · 한의사 · 조산사 및 「간호법」에 따른 간호사(이하 "간호사")를 말한다.

**04.** 「의료법」상 의료인이 되기 위해서는 누구로부터 면허를 받아야 하는가?

① 행정안전부장관　② 질병관리청장
③ 보건복지부장관　④ 보건소장
⑤ 시 · 도지사

해설 **제2조(의료인)** ① 이 법에서 "의료인"이란 보건복지부장관의 면허를 받은 의사 · 치과의사 · 한의사 · 조산사 및 「간호법」에 따른 간호사(이하 "간호사"라 한다)를 말한다.

정답

01. ⑤　02. ②　03. ②
04. ③

**05.** 「의료법」상 의료인을 모두 열거한 것은?

① 의사, 한의사, 조산사, 약사, 간호사
② 의사, 치과의사, 약사, 조산사, 간호사
③ 의사, 치과의사, 한의사, 조산사, 간호사
④ 의사, 치과의사, 한의사, 간호사, 의료기사
⑤ 의사, 한의사, 간호사, 약사, 의료기사

해설 **제2조(의료인)** ① 이 법에서 "의료인"이란 보건복지부장관의 면허를 받은 의사 · 치과의사 · 한의사 · 조산사 및 「간호법」에 따른 간호사(이하 "간호사")를 말한다.

**06.** 「간호법」상 모자보건전문가가 행하는 모자보건 활동에 종사함을 임무로 하는 의료인은?

① 의사
② 조산사
③ 한의사
④ 간호사
⑤ 치과의사

해설 **시행령 제2조(간호사의 보건활동)** 「의료법」(이하 "법") 제2조제2항제5호다목에서 "대통령령으로 정하는 보건활동"이란 다음의 보건활동을 말한다.
1. 「농어촌 등 보건의료를 위한 특별조치법」 제19조에 따라 보건진료 전담공무원으로서 하는 보건활동
2. 「모자보건법」 제10조제1항에 따른 모자보건전문가가 행하는 모자보건 활동
3. 「결핵예방법」 제18조에 따른 보건활동
4. 그 밖의 법령에 따라 간호사의 보건활동으로 정한 업무

**07.** 「의료법」상 의료인은 몇 종류인가?

① 3종류
② 4종류
③ 5종류
④ 6종류
⑤ 7종류

해설 **제2조(의료인)** ① 이 법에서 "의료인"이란 보건복지부장관의 면허를 받은 의사 · 치과의사 · 한의사 · 조산사 및 「간호법」에 따른 간호사(이하 "간호사"라 한다)를 말한다.

**08.** 「의료법」상 의료인 중 임산부 및 신생아에 대한 보건과 양호지도를 임무로 하는 자는?

① 의사
② 치과의사
③ 한의사
④ 간호사
⑤ 조산사

해설 **제2조(의료인)** ② 의료인은 종별에 따라 다음 각 호의 임무를 수행하여 국민보건 향상을 이루고 국민의 건강한 생활 확보에 이바지할 사명을 가진다.
4. 조산사는 조산(助産)과 임산부 및 신생아에 대한 보건과 양호지도를 임무로 한다.

정답

05. ③ 06. ④ 07. ③
08. ⑤

**09.** 「의료법」상 의료기관의 종별은?

① 3종 ② 5종 ③ 7종
④ 10종 ⑤ 12종

해설 **제3조(의료기관)**
1. 의원급 의료기관: 의원, 치과의원, 한의원 (3종),
2. 조산원 (1종),
3. 병원급 의료기관: 병원, 치과병원, 한방병원, 요양병원, 정신병원, 종합병원 (6종).

**10.** 「의료법」상 병원급 의료기관의 종별은?

① 3종 ② 4종 ③ 6종
④ 9종 ⑤ 12종

해설 **제3조(의료기관)** 3. 병원급 의료기관: 병원, 치과병원, 한방병원, 요양병원, 정신병원, 종합병원 (6종).

**11.** 「의료법」상 의사, 치과의사 또는 한의사가 주로 입원환자를 대상으로 의료행위를 하는 의료기관이 아닌 것은?

① 병원 ② 치과병원 ③ 한방병원
④ 요양병원 ⑤ 의원

해설 **제3조(의료기관)** ② 의료기관은 다음 각 호와 같이 구분한다.
1. 의원급 의료기관: 의사, 치과의사 또는 한의사가 주로 외래환자를 대상으로 각각 그 의료행위를 하는 의료기관으로서 그 종류는 다음 각 목과 같다.
가. 의원 나. 치과의원 다. 한의원

**12.** 「의료법」상 의료법에서 병원급에 해당하는 의료기관이 아닌 것은?

① 조산원 ② 한방병원 ③ 치과병원
④ 종합병원 ⑤ 병원

해설 **제3조(의료기관)** ② 의료기관은 다음 각 호와 같이 구분한다.
3. 병원급 의료기관: 의사, 치과의사 또는 한의사가 주로 입원환자를 대상으로 의료행위를 하는 의료기관으로서 그 종류는 다음 각 목과 같다.
가. 병원 나. 치과병원 다. 한방병원
라. 요양병원(「장애인복지법」 제58조제1항제4호에 따른 의료재활시설로서 제3조의2의 요건을 갖춘 의료기관을 포함한다)
마. 정신병원 바. 종합병원

**13.** 「의료법」상 의료법에서 정한 의료기관이 아닌 것은?

① 요양병원 ② 종합병원 ③ 의원
④ 치과병원 ⑤ 약국

해설 **제3조(의료기관)** 의료기관의 종류(10개): 종합병원 · 병원 · 치과병원 · 한방병원 · 요양병원 · 정신병원 · 의원 · 치과의원 · 한의원 · 조산원

정답

09. ④ 10. ③ 11. ⑤
12. ① 13. ⑤

**14.** 「의료법」상 의료기관에 대한 설명으로 옳지 않은 것은?

① 의료기관의 종별은 10종이 있음
② 의료인이 공중 또는 특정다수인을 위하여 의료 · 간호의 업을 행하는 곳
③ 300병상을 초과하는경우 정신건강의학과 및 치과를 반드시 설치해야 함
④ 의원 · 치과의원 · 한의원이 입원실을 두는 경우 29명 이하를 수용할 수 있는 입원실이 있어야 함
⑤ 의원 · 치과의원 · 한의원은 주로 외래환자에 대하여 의료를 행할 목적으로 개설하는 의료기관

해설 **제3조(의료기관)** ① 이 법에서 "의료기관"이란 의료인이 공중(公衆) 또는 특정 다수인을 위하여 의료 · 조산의 업(이하 "의료업")을 하는 곳을 말한다.

**15.** 「의료법」상 의료기관 설명으로 옳은 것은?

① 의원, 치과의원, 한의원은 병원급 의료기관이다.
② 병원, 치과병원은 의원급 의료기관이다.
③ 노인전문병원은 병원급 의료기관이다.
④ 병원의 명칭을 사용하기 위한 요건의 병상 수는 30병상 이상이다.
⑤ 의료재활시설로서 요건을 갖춘 의료기관은 요양병원에 포함되지 않는다.

해설 **제3조의2(병원등)** 병원 · 치과병원 · 한방병원 및 요양병원(이하 "병원등")은 30개 이상의 병상(병원 · 한방병원만 해당한다) 또는 요양병상(요양병원만 해당하며, 장기입원이 필요한 환자를 대상으로 의료행위를 하기 위하여 설치한 병상을 말한다)을 갖추어야 한다.

**16.** 「의료법」상 입원시설의 제한을 받지 않는 의료기관은?

① 종합병원 ② 치과병원
③ 요양병원 ④ 한방병원
⑤ 병원

해설 **제3조의2(병원등)** 병원 · 치과병원 · 한방병원 및 요양병원(이하 "병원등")은 30개 이상의 병상(병원 · 한방병원만 해당한다) 또는 요양병상(요양병원만 해당하며, 장기입원이 필요한 환자를 대상으로 의료행위를 하기 위하여 설치한 병상을 말한다)을 갖추어야 한다.

**17.** 「의료법」상 한방병원의 최소 입원 병상 수는?

① 20개 이상 ② 30개 이상
③ 40개 이상 ④ 50개 이상
⑤ 100개 이상

해설 **제3조의2(병원등)** 병원 · 치과병원 · 한방병원 및 요양병원(이하 "병원등")은 30개 이상의 병상(병원 · 한방병원만 해당한다) 또는 요양병상(요양병원만 해당하며, 장기입원이 필요한 환자를 대상으로 의료행위를 하기 위하여 설치한 병상을 말한다)을 갖추어야 한다.

정답

14. ② 15. ④ 16. ②
17. ②

**18.** 「의료법」상 종합병원의 병상 수로서 옳은 것은?

① 20개 이상 ② 40개 이상
③ 60개 이상 ④ 80개 이상
⑤ 100개 이상

해설 **제3조의3(종합병원)** ① 종합병원은 다음 각 호의 요건을 갖추어야 한다.
1. 100개 이상의 병상을 갖출 것

**19.** 「의료법」상 300병상을 초과하는 경우 종합병원에 반드시 설치해야 하는 진료과목은?

① 4개 이상 ② 8개 이상
③ 9개 이상 ④ 10개 이상
⑤ 12개 이상

해설 **제3조의3(종합병원)** ① 종합병원은 다음 각 호의 요건을 갖추어야 한다.
3. 300병상을 초과하는 경우에는 내과, 외과, 소아청소년과, 산부인과, 영상의학과, 마취통증의학과, 진단검사의학과 또는 병리과, 정신건강의학과 및 치과를 포함한 9개 이상의 진료과목을 갖추고 각 진료과목마다 전속하는 전문의를 둘 것

**20.** 「의료법」상 100병상 이상 300병상 이하의 종합병원이 반드시 갖추어야 하는 진료과목은?

① 치과 ② 정형외과
③ 가정의학과 ④ 영상의학과
⑤ 이비인후과

해설 **제3조의3(종합병원)** ① 종합병원은 다음 각 호의 요건을 갖추어야 한다.
2. 100병상 이상 300병상 이하인 경우에는 내과 · 외과 · 소아청소년과 · 산부인과 중 3개 진료과목, 영상의학과, 마취통증의학과와 진단검사의학과 또는 병리과를 포함한 7개 이상의 진료과목을 갖추고 각 진료과목마다 전속하는 전문의를 둘 것

**21.** 「의료법」상 종합병원의 설명으로 옳지 않은 것은?

① 종합병원은 의사 및 치과의사가 의료를 행하는 곳이다.
② 300병상 초과하는 경우 9개 진료과목 이상이 있어야 한다.
③ 100~300병상 이하인 경우 7개 진료과목 이상이 있어야 한다.
④ 입원환자 100인 이상을 수용할 수 있는 병상을 갖추어야 한다.
⑤ 필수진료과목 외의 진료과목에 대하여는 해당 의료기관에 전속하지 아니한 전문의를 둘 수 없다.

해설 **제3조의3(종합병원)** ② 종합병원은 제1항제2호 또는 제3호에 따른 진료과목(이하 이 항에서 "필수진료과목"이라 한다) 외에 필요하면 추가로 진료과목을 설치 · 운영할 수 있다. 이 경우 필수진료과목 외의 진료과목에 대하여는 해당 의료기관에 전속하지 아니한 전문의를 둘 수 있다.

정답

18. ⑤ 19. ③ 20. ④
21. ⑤

**22.** 「의료법」상 100병상 이상 300병상 이하인 경우 종합병원이 갖추어야 할 법정 필수 진료과는?

| 가. 영상의학과 | 나. 피부과 |
|---|---|
| 다. 마취통증의학과 | 라. 재활의학과 |

① 가, 나, 다
② 가, 다
③ 나, 라
④ 라
⑤ 가, 나, 다, 라

해설 **제3조의3(종합병원)** ① 종합병원은 다음 각 호의 요건을 갖추어야 한다.
2. 100병상 이상 300병상 이하인 경우에는 내과 · 외과 · 소아청소년과 · 산부인과 중 3개 진료과목, 영상의학과, 마취통증의학과와 진단검사의학과 또는 병리과를 포함한 7개 이상의 진료과목을 갖추고 각 진료과목마다 전속하는 전문의를 둘 것

**23.** 「의료법」상 300병상을 초과하는 종합병원에 반드시 설치하여야 하는 진료과목이 아닌 것은?

① 가정의학과
② 영상의학과
③ 소아청소년과
④ 마취통증의학과
⑤ 정신건강의학과

해설 **제3조의3(종합병원)** 3. 300병상을 초과하는 경우에는 내과, 외과, 소아청소년과, 산부인과, 영상의학과, 마취통증의학과, 진단검사의학과 또는 병리과, 정신건강의학과 및 치과를 포함한 9개 이상의 진료과목을 갖추고 각 진료과목마다 전속하는 전문의를 둘 것

**24.** 「의료법」상 종합병원의 최소 입원 병상 수는?

① 30병상 이상
② 100병상 이하
③ 100병상 이상
④ 200병상 이상
⑤ 300병상 이상

해설 **제3조의3(종합병원)** ① 종합병원은 다음 각 호의 요건을 갖추어야 한다.
1. 100개 이상의 병상을 갖출 것

**25.** 「의료법」상 100병상 이상 300병상 이하의 종합병원에 설치할 수 있는 필수 진료과목이 아닌 것은?

① 병리과
② 산부인과
③ 소아청소년과
④ 마취통증의학과
⑤ 정신건강의학과

해설 **제3조의3(종합병원)** ① 종합병원은 다음 각 호의 요건을 갖추어야 한다.
2. 100병상 이상 300병상 이하인 경우에는 내과 · 외과 · 소아청소년과 · 산부인과 중 3개 진료과목, 영상의학과, 마취통증의학과와 진단검사의학과 또는 병리과를 포함한 7개 이상의 진료과목을 갖추고 각 진료과목마다 전속하는 전문의를 둘 것

**정답**

22. ② 23. ① 24. ③
25. ⑤

**26.** 「의료법」상 상급종합병원의 지정요건이 아닌 것은?

① 200병상 이상의 병상을 갖춘 중증질환 취급병원일 것
② 보건복지부령으로 정하는 인력 · 시설 · 장비 등을 갖출 것
③ 전문의가 되려는 자를 수련시키는 의료기관일 것
④ 질병군별 환자구성 비율이 보건복지부령으로 정하는 기준에 해당할 것
⑤ 20개 이상의 진료과목을 갖추고 각 진료과목마다 전속하는 전문의를 둘 것

해설 **제3조의4(상급종합병원 지정)** ① 보건복지부장관은 다음 각 호의 요건을 갖춘 종합병원 중에서 중증질환에 대하여 난이도가 높은 의료행위를 전문적으로 하는 종합병원을 상급종합병원으로 지정할 수 있다.
**제3조의3(종합병원)** ① 종합병원은 다음 각 호의 요건을 갖추어야 한다.
1. 100개 이상의 병상을 갖출 것

**27.** 「의료법」상 의료인의 결격사유가 아닌 것은?

① 마약 또는 대마 중독자
② 전문의가 인정하는 정신질환자
③ 향정신성의약품 중독자
④ 신체장애자
⑤ 피성년후견인 · 피한정후견인

해설 **제8조(결격사유 등)**
1. 「정신건강증진 및 정신질환자 복지서비스 지원에 관한 법률」 제3조제1호에 따른 정신질환자. 다만, 전문의가 의료인으로서 적합하다고 인정하는 사람은 그러하지 아니하다.
2. 마약 · 대마 · 향정신성의약품 중독자
3. 피성년후견인 · 피한정후견인
4. 금고 이상의 실형을 선고받고 그 집행이 끝나거나 그 집행을 받지 아니하기로 확정된 후 5년이 지나지 아니한 자
5. 금고 이상의 형의 집행유예를 선고받고 그 유예기간이 지난 후 2년이 지나지 아니한 자
6. 금고 이상의 형의 선고유예를 받고 그 유예기간 중에 있는 자

**28.** 「의료법」상 의료인의 결격사유 설명으로 옳지 않은 것은?

① 전문의가 인정하는 정신질환자
② 마약 · 대마 · 향정신성의약품 중독자
③ 금고 이상의 형의 선고유예를 받고 그 유예기간 중에 있는 자
④ 금고 이상의 형의 집행유예를 선고받고 그 유예기간이 지난 후 3년이 지나지 아니한 자
⑤ 금고 이상의 실형을 선고받고 그 집행이 끝나거나 그 집행을 받지 아니하기로 확정된 후 5년이 지나지 아니한 자

해설 **제8조(결격사유 등)** 다음 각 호의 어느 하나에 해당하는 자는 의료인이 될 수 없다. 다만, 간호사에 대하여는 「간호법」에서 정하는 바에 따른다.
5. 금고 이상의 형의 집행유예를 선고받고 그 유예기간이 지난 후 2년이 지나지 아니한 자

정답

26. ① 27. ④ 28. ④

**29.** 「의료법」상 의료인의 국가시험에서 시험장소는 시험실시 얼마 전에 공고하여야 하는가?

① 30일 ② 40일 ③ 50일
④ 60일 ⑤ 90일

해설 **시행령 제4조(국가시험등의 시행 및 공고 등)** ③ 국가시험등관리기관의 장은 국가시험등을 실시하려면 미리 보건복지부장관의 승인을 받아 시험 일시, 시험 장소, 시험과목, 응시원서 제출기간, 그 밖에 시험의 실시에 관하여 필요한 사항을 시험 실시 90일 전까지 공고하여야 한다. 다만, 시험장소는 지역별 응시인원이 확정된 후 시험 실시 30일 전까지 공고할 수 있다.

**30.** 「의료법」상에서 규정한 의사국가시험의 시행자는?

① 정부인사위원회
② 보건복지부장관
③ 행정안전부장관
④ 질병관리청장
⑤ 대한의학협회장

해설 **시행령 제4조(국가시험등의 시행 및 공고 등)** ① 보건복지부장관은 매년 1회 이상 국가시험과 예비시험(이하 "국가시험등")을 시행하여야 한다.

**31.** 「의료법」상 의료인 국가시험공고 내용이 아닌 것은?

① 시험일시 ② 시험장소
③ 시험과목 ④ 면허발급
⑤ 응시원서 제출기간

해설 **시행령 제4조(국가시험등의 시행 및 공고 등)** ③ 국가시험등관리기관의 장은 국가시험등을 실시하려면 미리 보건복지부장관의 승인을 받아 시험 일시, 시험 장소, 시험과목, 응시원서 제출기간, 그 밖에 시험의 실시에 관하여 필요한 사항을 시험 실시 90일 전까지 공고하여야 한다. 다만, 시험장소는 지역별 응시인원이 확정된 후 시험 실시 30일 전까지 공고할 수 있다.

**32.** 「의료법」상 국가시험등에 관하여 필요한 사항을 정하도록 규정하고 있는 것은?

① 대통령령
② 국무총리령
③ 중앙회 운영 규정
④ 질병관리청장 고시
⑤ 지방자치단체 조례

해설 **제9조(국가시험 등)** ④ 국가시험등에 필요한 사항은 대통령령으로 정한다.

정답

29. ① 30. ② 31. ④
32. ①

**33.** 「의료법」상 의료인 국가시험에 관한 설명 중 옳지 않은 것은?

① 국가시험 등에 필요한 사항은 대통령령으로 정한다.
② 국가시험등관리기관의 장은 국가시험등의 합격자를 결정하여 발표한다.
③ 보건복지부장관은 매년 1회 이상 국가시험과 예비시험을 시행하여야 한다.
④ 시험장소는 지역별응시인원이 확정된 후 시험 실시 30일 전까지 공고할 수 있다.
⑤ 국가시험등의 시험과목, 시험방법, 합격자 결정방법, 그 밖에 시험에 관하여 필요한 사항은 대통령령으로 정한다.

해설 **시행령 제5조(시험과목 등)** 국가시험등의 시험과목, 시험방법, 합격자 결정방법, 그 밖에 시험에 관하여 필요한 사항은 보건복지부령으로 정한다.

**34.** 「의료법」상 국가시험에 합격한 의사의 면허증 발급 시기는?

① 합격자 발표 후 10일 이내
② 합격자 발표 후 14일 이내
③ 면허증의 발급신청 후 10일 이내
④ 면허증의 발급신청 후 14일 이내
⑤ 면허증의 발급신청 후 3월 이내

해설 **시행규칙 제4조(면허증 발급)** ③ 제2항에 따른 면허증은 영 제8조제1항에 따른 면허증 발급을 신청한 날부터 14일 이내에 발급하여야 한다.

**35.** 「의료법」상 다음 (  ) 안에 들어갈 말을 순서대로 나열한 것은?

> 가. 의료인의 국가시험등에 관하여 필요한 사항은 (  )령으로 정한다.
> 나. 면허의 등록과 면허증에 관하여 필요한 사항은(  )령으로 정한다.
> 다. 의료인의 품위 손상 행위의 범위는 (  )령으로 정한다.

① 대통령–대통령–대통령
② 대통령–국무총리–대통령
③ 대통령–보건복지부– 대통령
④ 대통령–보건복지부–보건복지부
⑤ 보건복지부–보건복지부–보건복지부

해설 **제9조(국가시험 등):** ④ 국가시험등에 필요한 사항은 대통령령으로 정한다.
**제11조(면허 조건과 등록):** ④ 면허등록과 면허증에 필요한 사항은 보건복지부령으로 정한다.
**제66조(자격정지 등):** ① 보건복지부장관은 의료인이 다음 각 호의 어느 하나에 해당하면 1년의 범위에서 면허자격을 정지시킬 수 있다. 이 경우 의료기술과 관련한 판단이 필요한 사항에 관하여는 관계 전문가의 의견을 들어 결정할 수 있다.
1. 의료인의 품위를 심하게 손상시키는 행위를 한 때
② 제1항제1호에 따른 행위의 범위는 대통령령으로 정한다.

**정답**

33. ⑤ 34. ④ 35. ③

**36.** 「의료법」상 부정행위를 한 자는 수험이 정지되거나 합격이 무효가 된 사람에 대하여 처분의 사유와 위반 정도 등을 고려하여 그 다음에 치러지는 국가시험 등의 응시를 제한할 수 있는 횟수의 범위는?

① 없음 ② 1회 ③ 2회
④ 3회 ⑤ 5년

해설 **제10조(응시자격 제한 등)** ③ 보건복지부장관은 제2항에 따라 수험이 정지되거나 합격이 무효가 된 사람에 대하여 처분의 사유와 위반 정도 등을 고려하여 대통령령으로 정하는 바에 따라 그 다음에 치러지는 이 법에 따른 국가시험등의 응시를 3회의 범위에서 제한할 수 있다.

**37.** 「의료법」상 국가시험등 응시제한 횟수는?

가. 본인이 작성한 답안지를 다른 사람과 교환하는 행위
나. 시험 중에 다른 사람을 위해 시험 답안 등을 알려주거나 엿보게 하는 행위
다. 시험 중에 다른 사람의 답안지 또는 문제지를 엿보고 본인의 답안지를 작성하는 행위

① 1회 ② 2회 ③ 3회
④ 4회 ⑤ 5회

해설 **시행령 [별표 1] 국가시험등 응시제한 기준(제9조의2 관련)**

| 위반행위 | 응시제한 횟수 |
|---|---|
| 1. 시험 중에 대화 · 손동작 또는 소리 등으로 서로 의사소통을 하는 행위<br>2. 시험 중에 허용되지 않는 자료를 가지고 있거나 해당 자료를 이용하는 행위<br>3. 제7조제1항에 따른 응시원서를 허위로 작성하여 제출하는 행위 | 1회 |
| 4. 시험 중에 다른 사람의 답안지 또는 문제지를 엿보고 본인의 답안지를 작성하는 행위<br>5 시험 중에 다른 사람을 위해 시험 답안 등을 알려주거나 엿보게 하는 행위<br>6. 다른 사람의 도움을 받아 답안지를 작성하거나 다른 사람의 답안지 작성에 도움을 주는 행위<br>7. 본인이 작성한 답안지를 다른 사람과 교환하는 행위<br>8. 시험 중에 허용되지 아니한 전자장비 · 통신기기 또는 전자계산기기 등을 사용하여 시험답안을 전송하거나 작성하는 행위<br>9. 시험 중에 시험문제 내용과 관련된 물건(시험 관련 교재 및 요약자료를 포함한다)을 다른 사람과 주고 받는 행위<br>10. 법 제8조 각 호의 어느 하나에 해당하는 사람이 시험에 응시하는 행위<br>11. 제8조제1항에 따른 서류를 허위로 작성하여 제출하는 행위 | 2회 |
| 12. 본인이 직접 대리시험을 치르거나 다른 사람으로 하여금 시험을 치르게 하는 행위<br>13. 사전에 시험문제 또는 시험답안을 다른 사람에게 알려주는 행위<br>14. 사전에 시험문제 또는 시험답안을 알고 시험을 치르는 행위 | 3회 |
| 비고: 위 표의 위반행위에 대한 세부 기준 및 유형 등에 대해서는 보건복지부장관이 정하여 고시할 수 있다. | |

정답

36. ④ 37. ②

**38.** 「의료법」상 보건복지부장관은 ( )에 필요하다고 인정하면 ( ) 이내의 기간을 정하여 특정 지역이나 특정업무에 종사할 것을 면허를 조건으로 붙일 수 있다. ( ) 안에 옳은 것은?

① 보건지도 시책: 1년 ② 보건의료 정책: 3년 ③ 보건의료 시책: 3년
④ 보건정책: 2년 ⑤ 보건지도 정책: 3년

해설 **제11조(면허 조건과 등록)** ① 보건복지부장관은 보건의료 시책에 필요하다고 인정하면 제5조에서 제7조까지의 규정에 따른 면허를 내줄 때 3년 이내의 기간을 정하여 특정 지역이나 특정 업무에 종사할 것을 면허의 조건으로 붙일 수 있다.

**39.** 「의료법」 의료인은 국가시험의 합격자 발표 후 ( )이 정하는 서류를 첨부하여 ( )에게 면허증의 발급신청을 하여야 한다. ( ) 안에 차례로 들어갈 알맞은 말은?

① 대통령령: 보건복지부장관 ② 대통령령: 보건의료국가시험원장
③ 보건복지부령: 보건복지부장관 ④ 보건복지부령: 질병관리청장
⑤ 보건의료국가시험원장: 보건복지부장관

해설 **시행령 제8조(면허증 발급)** ① 국가시험에 합격한 자는 합격자 발표 후 보건복지부령으로 정하는 서류를 첨부하여 보건복지부장관에게 면허증 발급을 신청하여야 한다.

**40.** 「의료법」 의료인의 권리와 의무 중 옳지 않은 것은?

① 의료업무에 필요한 의료기재는 압류하지 못한다.
② 의료행위에 필요한 기구, 약품, 시설 등의 우선 공급받을 수 있는 권리를 가진다.
③ 외료인의 의료행위는 의료법, 다른 법령을 제외하고는 누구든지 간섭할 수 없다.
④ 의료기관에서 발생하는 세탁물은 시 · 도지사에게 신고한 자가 아니면 처리할 수 없다.
⑤ 응급환자를 다른 의료기관으로 이송 시 반드시 진료기록의 사본 등을 이송하여야 한다.

해설 **제16조(세탁물 처리)** ① 의료기관에서 나오는 세탁물은 의료인 · 의료기관 또는 특별자치시장 · 특별자치도지사 · 시장 · 군수 · 구청장(자치구의 구청장을 말한다. 이하 같다)에게 신고한 자가 아니면 처리할 수 없다.

**41.** 「의료법」상 의료기관 세탁물 처리를 할 수 있는 자는?

① 약사 ② 수의사 ③ 산업환경기사
④ 위생사 ⑤ 조산사

해설 **제16조(세탁물 처리)** ① 의료기관에서 나오는 세탁물은 의료인 · 의료기관 또는 특별자치시장 · 특별자치도지사 · 시장 · 군수 · 구청장(자치구의 구청장을 말한다. 이하 같다)에게 신고한 자가 아니면 처리할 수 없다.

정답

38. ③ 39. ③ 40. ④
41. ⑤

**42.** 「의료법」상 의료업에 종사하고 직접 조산한 사람으로, 출생 · 사망 또는 사산 증명서를 내줄 수 있는 자는?

① 한의사
② 간호사
③ 치과의사
④ 간호조무사
⑤ 보건의료정보관리사

해설 **제17조(진단서 등)** ② 의료업에 종사하고 직접 조산한 의사 · 한의사 또는 조산사가 아니면 출생 · 사망 또는 사산 증명서를 내주지 못한다. 다만, 직접 조산한 의사 · 한의사 또는 조산사가 부득이한 사유로 증명서를 내줄 수 없으면 같은 의료기관에 종사하는 다른 의사 · 한의사 또는 조산사가 진료기록부 등에 따라 증명서를 내줄 수 있다.

**43.** 「의료법」상 진단서, 검안서, 증명서를 교부할 수 있는 자는?

① 의사, 한의사, 조산사
② 의사, 치과의사, 한의사
③ 의사, 치과의사, 간호사
④ 의사, 한의사, 약사
⑤ 의사, 치과의사, 보건의료정보관리사

해설 **제17조(진단서 등)** ① 의료업에 종사하고 직접 진찰하거나 검안(檢案)한 의사, 치과의사, 한의사가 아니면 진단서 · 검안서 · 증명서를 작성하여 환자(환자가 사망하거나 의식이 없는 경우에는 직계존속 · 비속, 배우자 또는 배우자의 직계존속을 말하며, 환자가 사망하거나 의식이 없는 경우로서 환자의 직계존속 · 비속, 배우자 및 배우자의 직계존속이 모두 없는 경우에는 형제자매를 말한다) 또는 「형사소송법」 제222조제1항에 따라 검시(檢屍)를 하는 지방검찰청검사(검안서에 한한다)에게 교부하지 못한다.

**44.** 「의료법」상 출생, 사망, 사산증명서 교부를 하지 못하는 자는?

① 한의사
② 조산사
③ 의사
④ 치과의사
⑤ 소아과 전문의

해설 **제17조(진단서 등)** ② 의료업에 종사하고 직접 조산한 의사 · 한의사 또는 조산사가 아니면 출생 · 사망 또는 사산 증명서를 내주지 못한다. 다만, 직접 조산한 의사 · 한의사 또는 조산사가 부득이한 사유로 증명서를 내줄 수 없으면 같은 의료기관에 종사하는 다른 의사 · 한의사 또는 조산사가 진료기록부 등에 따라 증명서를 내줄 수 있다.

**45.** 「의료법」상 진료 중이던 환자가 최종 진료 시부터 몇 시간 이내에 사망한 경우 다시 진료하지 않고 진단서를 발급할 수 있는가?

① 12시간
② 24시간
③ 36시간
④ 48시간
⑤ 60시간

해설 **제17조(진단서 등)** 다만, 진료 중이던 환자가 최종 진료 시부터 48시간 이내에 사망한 경우에는 다시 진료하지 아니하더라도 진단서나 증명서를 내줄 수 있으며, 환자 또는 사망자를 직접 진찰하거나 검안한 의사 · 치과의사 또는 한의사가 부득이한 사유로 진단서 · 검안서 또는 증명서를 내줄 수 없으면 같은 의료기관에 종사하는 다른 의사 · 치과의사 또는 한의사가 환자의 진료기록부 등에 따라 내줄 수 있다.

정답

42. ① 43. ② 44. ④
45. ④

## 46. 「의료법」상 의료인으로서 사산의 증명을 할 수 있는 자는?

| 가. 간호사 | 나. 한의사 | 다. 치과의사 | 라. 조산사 |
|---|---|---|---|

① 가, 나, 다
② 가, 다
③ 나, 라
④ 라
⑤ 가, 나, 다, 라

해설 **제17조(진단서 등)** ② 의료업에 종사하고 직접 조산한 의사 · 한의사 또는 조산사가 아니면 출생 · 사망 또는 사산 증명서를 내주지 못한다. 다만, 직접 조산한 의사 · 한의사 또는 조산사가 부득이한 사유로 증명서를 내줄 수 없으면 같은 의료기관에 종사하는 다른 의사 · 한의사 또는 조산사가 진료기록부 등에 따라 증명서를 내줄 수 있다.

## 47. 「의료법」상 처방전 대리수령자의 범위에 해당하지 않은 사람은?

① 환자의 형제 · 자매
② 환자 배우자의 직계존속
③ 환자 배우자의 형제 · 자매
④ 장애인 거주시설에서 근무하는 사람
⑤ 노인의료복지시설에서 근무하는 사람

해설 **시행령 제10조의2(대리수령자의 범위)**
1. 환자의 직계존속 · 비속 및 직계비속의 배우자
2. 환자의 배우자 및 배우자의 직계존속
3. 환자의 형제자매
4. 「노인복지법」 제34조에 따른 노인의료복지시설에서 근무하는 사람
4의2. 「장애인복지법」 제58조제1항제1호의 장애인 거주시설에서 근무하는 사람
5. 그 밖에 환자의 계속적인 진료를 위해 필요한 경우로서 보건복지부장관이 인정하는 사람

## 48. 「의료법」상 의료인의 의무 중 처방전에 관한 설명으로 옳은 것은?

① 의사, 치과의사만 처방전을 환자에게 교부할 수 있다.
② 어떠한 경우라도 환자의 처방전을 환자를 대리하여 수령할 수 없다.
③ 처방전의 작성 시 환자가 요구하면 질병분류기호는 반드시 기재해야 한다.
④ 누구든지 정당한 사유없이 전자처방전에 저장된 개인정보를 탐지하거나 누출 · 변조 또는 훼손할 수 없다.
⑤ 의사는 환자를 치료하기 위하여 필요한 경우 다음 내원 일에 사용할 의약품에 대하여 미리 처방전을 발급할 수 없다.

해설 **제18조(처방전 작성과 교부)** ③ 누구든지 정당한 사유 없이 전자처방전에 저장된 개인정보를 탐지하거나 누출 · 변조 또는 훼손하여서는 아니 된다.

정답

46. ③ 47. ③ 48. ④

**49.** 「의료법」상 처방전의 기재사항 중 환자가 요구할 경우에 기재하지 않는 것은?

① 환자성명
② 질병분류기호
③ 처방의약품 명칭
④ 환자 주민등록번호
⑤ 의료인의 면허종류

해설 **시행규칙 제12조(처방전의 기재 사항 등)** ① 법 제18조에 따라 의사나 치과의사는 환자에게 처방전을 발급하는 경우에는 별지 제9호서식의 처방전에 다음 각 호의 사항을 적은 후 서명(「전자서명법」에 따른 전자서명을 포함한다)하거나 도장을 찍어야 한다. 다만, 제3호의 사항은 환자가 요구한 경우에는 적지 않는다.
3. 질병분류기호

**50.** 「의료법」상 입원한 환자에 관한 기록의 열람이나 사본의 발급을 요청할 수 있는 친족의 범위가 아닌 것은?

① 환자의 딸
② 환자의 친척
③ 환자의 장모
④ 환자의 배우자
⑤ 환자의 할아버지

해설 **제21조(기록 열람 등)** ③ 제2항에도 불구하고 의료인, 의료기관의 장 및 의료기관 종사자는 다음 각 호의 어느 하나에 해당하면 그 기록을 열람하게 하거나 그 사본을 교부하는 등 그 내용을 확인할 수 있게 하여야 한다. 다만, 의사 · 치과의사 또는 한의사가 환자의 진료를 위하여 불가피하다고 인정한 경우에는 그러하지 아니하다.
1. 환자의 배우자, 직계 존속 · 비속, 형제 · 자매(환자의 배우자 및 직계 존속 · 비속, 배우자의 직계존속이 모두 없는 경우에 한정한다) 또는 배우자의 직계 존속이 환자 본인의 동의서와 친족관계임을 나타내는 증명서 등을 첨부하는 등 보건복지부령으로 정하는 요건을 갖추어 요청한 경우

**51.** 「의료법」상 환자의 기록 열람을 요청할 수 있는 자는?

① 환자본인, 배우자만 가능
② 환자본인, 배우자, 배우자 형제 · 자매
③ 환자대리인, 배우자의 직계비속
④ 환자의 직계존속 · 비속, 배우자 형제 · 자매
⑤ 환자의 배우자, 환자의 직계존속 · 비속, 배우자의 직계존속

해설 **제21조(기록 열람 등)** ③ 제2항에도 불구하고 의료인, 의료기관의 장 및 의료기관 종사자는 다음 각 호의 어느 하나에 해당하면 그 기록을 열람하게 하거나 그 사본을 교부하는 등 그 내용을 확인할 수 있게 하여야 한다. 다만, 의사 · 치과의사 또는 한의사가 환자의 진료를 위하여 불가피하다고 인정한 경우에는 그러하지 아니하다.
1. 환자의 배우자, 직계 존속 · 비속, 형제 · 자매(환자의 배우자 및 직계 존속 · 비속, 배우자의 직계존속이 모두 없는 경우에 한정한다) 또는 배우자의 직계 존속이 환자 본인의 동의서와 친족관계임을 나타내는 증명서 등을 첨부하는 등 보건복지부령으로 정하는 요건을 갖추어 요청한 경우

정답

49. ② 50. ② 51. ⑤

**52.** 「의료법」상 진료기록부에서 기록하지 않아도 될 사항은?

① 진료를 받은 사람의 주소 · 성명 · 연락처
② 주민등록번호 등 인적사항
③ 주된 증상
④ 진료비
⑤ 진단결과 또는 진단명

해설 **시행규칙 제14조(진료기록부 등의 기재 사항)** 1. 진료기록부
가. 진료를 받은 사람의 주소 · 성명 · 연락처 · 주민등록번호 등 인적사항. 다만, 진료를 받은 사람이 가명 또는 전산관리번호를 부여받은 경우에는 성명 대신 가명을 기록하거나 주민등록번호 대신 전산관리번호를 기록할 수 있고, 주소 및 연락처를 기록하지 않을 수 있다.
나. 주된 증상. 이 경우 의사가 필요하다고 인정하면 주된 증상과 관련한 병력 · 가족력을 추가로 기록할 수 있다.
다. 진단결과 또는 진단명
라. 진료경과(외래환자는 재진환자로서 증상 · 상태, 치료내용이 변동되어 의사가 그 변동을 기록할 필요가 있다고 인정하는 환자만 해당한다)
마. 치료 내용(주사 · 투약 · 처치 등)
바. 진료 일시(日時)

**53.** 「의료법」상 의료기록 보존 기간이 다른 하나는?

① 환자명부
② 조산기록부
③ 검사내용 및 검사소견기록
④ 진단서부본
⑤ 간호기록부

해설 **시행규칙 제15조(진료기록부 등의 보존)**
1. 환자 명부: 5년
2. 진료기록부: 10년
3. 처방전: 2년
4. 수술기록: 10년
5. 검사내용 및 검사소견기록: 5년
6. 방사선 사진(영상물을 포함한다) 및 그 소견서: 5년
7. 간호기록부: 5년
8. 조산기록부: 5년
9. 진단서 등의 부본(진단서 · 사망진단서 및 시체검안서 등을 따로 구분하여 보존할 것): 3년

**54.** 「의료법」상 진료에 관한 기록의 보존 서류의 보관 순서가 짧은 순으로 나열한 것은?

① 처방전 – 조산기록부 – 진단서
② 처방전 – 수술기록 – 간호기록부
③ 처방전 – 진료기록부 – 환자 명부
④ 진단서 – 처방전 – 진료기록부 또는 수술기록
⑤ 진단서 – 검사내용 및 소견 기록 – 진료기록부

해설 **시행규칙 제15조(진료기록부 등의 보존)** ⑤ 진단서(3년) – 검사내용 및 소견 기록(5년) – 진료기록부(10년)

정답

52. ④ 53. ④ 54. ⑤

**55.** 「의료법」상 진료에 관한 기록을 10년간 보관해야 하는 경우는?

| 가. 수술기록 | 나. 환자의 명부 |
|---|---|
| 다. 진료기록부 | 라. 조산기록부 |

① 가, 나, 다 ② 가, 다 ③ 나, 라
④ 라 ⑤ 가, 나, 다, 라

해설 **시행규칙 제15조(진료기록부 등의 보존)**
2. 진료기록부: 10년
4. 수술기록: 10년

**56.** 「의료법」상 의료인의 의무 중 처벌규정에 해당되지 않는 것은?

① 요양방법지도 ② 비밀누설의 금지 ③ 진료기록부의 송부
④ 처방전 작성과 교부 ⑤ 진료거부 금지

해설 **제24조(요양방법 지도)** 의료인은 환자나 환자의 보호자에게 요양방법이나 그 밖에 건강관리에 필요한 사항을 지도하여야 한다.

**57.** 「의료법」상 의료인은 대통령령으로 정하는 바에 따라 최초로 면허를 받은 후부터 3년마다 그 실태와 취업상황 등을 누구에게 신고하여야 하는가?

① 중앙회장 ② 보건소장 ③ 질병관리청장
④ 국가시험위원장 ⑤ 보건복지부장관

해설 **제25조(신고)** ① 의료인은 대통령령으로 정하는 바에 따라 최초로 면허를 받은 후부터 3년마다 그 실태와 취업상황 등을 보건복지부장관에게 신고하여야 한다.

**58.** 「의료법」상 의료인의 실태와 취업상황 등 신고서를 작성하여 누구에게 제출하는가?

① 시 · 도지사 ② 의료기관의 장 ③ 시장 · 군수 · 구청장
④ 각 중앙회장 ⑤ 질병관리청장

해설 **시행규칙 제17조(의료인의 실태 등의 신고 및 보고)** ① 법 제25조제1항 및 영 제11조제1항에 따라 의료인의 실태와 취업상황 등을 신고하려는 사람은 별지 제10호서식의 의료인의 실태 등 신고서를 작성하여 법 제28조에 따른 중앙회(이하 "중앙회")의 장(이하 "각 중앙회장")에게 제출하여야 한다.

**59.** 「의료법」상 의사가 사체를 검안하여 변사가 의심될 때 변사체 신고는 누구에게 하는가?

① 시 · 도지사 ② 시장 · 군수 · 구청장 ③ 소재지 관할 경찰서장
④ 보건소장 ⑤ 소재지 관할 검철청장

해설 **제26조(변사체 신고)** 의사 · 치과의사 · 한의사 및 조산사는 사체를 검안하여 변사(變死)한 것으로 의심되는 때에는 사체의 소재지를 관할하는 경찰서장에게 신고하여야 한다.

정답

55. ② 56. ① 57. ⑤
58. ④ 59. ③

**60.** 「의료법」상 의료인단체에 관한 사항 중 옳지 않은 것은?

① 의사는 전국적 조직을 가지는 의사회를 설립하여야 한다.
② 중앙회는 법인으로 한다.
③ 중앙회는 시 · 도에 그 지부를 설치하여야 한다.
④ 중앙회는 보건복지부장관의 승인을 받아야 한다.
⑤ 중앙회에 관하여 이 법에 규정되지 아니한 민법 중 의료법인에 관한 규정을 준용한다.

해설 **제28조(중앙회와 지부)** ① 의사 · 치과의사 · 한의사 및 조산사는 대통령령으로 정하는 바에 따라 각각 전국적 조직을 두는 의사회 · 치과의사회 · 한의사회 및 조산사회(이하 "중앙회"라 한다)를 각각 설립하여야 한다.
② 중앙회는 법인으로 한다.
④ 중앙회에 관하여 이 법에 규정되지 아니한 사항에 대하여는 「민법」 중 사단법인에 관한 규정을 준용한다.
⑤ 중앙회는 대통령령으로 정하는 바에 따라 특별시 · 광역시 · 도와 특별자치도(이하 "시 · 도")에 지부를 설치하여야 하며, 시 · 군 · 구(자치구만을 말한다)에 분회를 설치할 수 있다. 다만, 그 외의 지부나 외국에 의사회 지부를 설치하려면 보건복지부장관의 승인을 받아야 한다.

**61.** 「의료법」상 중앙회의 지부 설치는 중앙회 설립등기 완료일로 부터 얼마 이내에 해야 하는가?

① 1주일 이내 ② 2주일 이내 ③ 3주일 이내
④ 4주일 이내 ⑤ 5주일 이내

해설 **시행령 제15조(중앙회의 지부)** 법 제28조제5항에 따라 중앙회는 그 설립등기를 끝낸 날부터 3주일 이내에 특별시 · 광역시 · 도와 특별자치도에 각각 지부를 설치하여야 한다.

**62.** 「의료법」상 중앙회를 설립하려면 누구의 허가를 받아야 하는가?

① 대통령 ② 시 · 도지사 ③ 시장 · 군수 · 구청장
④ 행정안전부장관 ⑤ 보건복지부장관

해설 **제29조(설립 허가 등)** ① 중앙회를 설립하려면 대표자는 대통령령으로 정하는 바에 따라 정관과 그 밖에 필요한 서류를 보건복지부장관에게 제출하여 설립 허가를 받아야 한다.

**63.** 「의료법」상 의료인의 보수교육은 매년 몇 시간 이상 받아야 하는가?

① 8시간 이상 ② 10시간 이상
③ 12시간 이상 ④ 14시간 이상
⑤ 20시간 이상

해설 **시행규칙 제20조(보수교육)** ① 중앙회는 법 제30조제2항에 따라 다음 각 호의 사항이 포함된 보수교육을 매년 실시하여야 한다.
② 의료인은 제1항에 따른 보수교육을 연간 8시간 이상 이수하여야 한다.

정답

60. ⑤ 61. ③ 62. ⑤
63. ①

**64.** 「의료법」상 해당 연도의 보수교육 유예 대상자는?

> 가. 해당 연도에 6개월 이상 환자 진료 업무에 종사하지 아니한 사람
> 나. 면제대상자
> 다. 보건복지부장관이 보수교육을 받기가 곤란하다고 인정하는 사람
> 라. 군복무자

① 가, 나, 다　② 가, 다　③ 나, 라
④ 라　⑤ 가, 나, 다, 라

해설 **시행규칙 제20조(보수교육)** ⑦ 다음 각 호의 어느 하나에 해당하는 사람에 대하여는 해당 연도의 보수교육을 유예할 수 있다.
1. 해당 연도에 6개월 이상 환자진료 업무에 종사하지 아니한 사람
2. 보건복지부장관이 보수교육을 받기가 곤란하다고 인정하는 사람

**65.** 「의료법」상 의료인의 보수교육 관계서류 보존기간은?

① 1년　② 2년　③ 3년
④ 4년　⑤ 5년

해설 **시행규칙 제23조(보수교육 관계 서류의 보존)** 제20조에 따라 보수교육을 실시하는 중앙회 등은 다음 각 호의 서류를 3년간 보존하여야 한다.
1. 보수교육 대상자명단(대상자의 교육 이수 여부가 명시되어야 한다)
2. 보수교육 면제자명단
3. 그 밖에 이수자의 교육 이수를 확인할 수 있는 서류

**66.** 「의료법」상 의료인의 보수교육 설명으로 옳지 않은 것은?

① 보수교육을 매년 실시하여야 한다.
② 보수교육을 연간 8시간 이상 이수하여야 한다.
③ 보수교육 증빙 서류를 5년간 보존하여야 한다.
④ 전공의, 신규 면허취득자, 치과대학의 대학원 재학생은 해당 연도의 보수교육을 면제한다.
⑤ 각 중앙회장은 보수교육을 한국보건복지인력개발원의 기관으로 하여금 실시하게 할 수 있다.

해설 **시행규칙 제23조(보수교육 관계 서류의 보존)** 제20조에 따라 보수교육을 실시하는 중앙회 등은 다음 각 호의 서류를 3년간 보존하여야 한다.
1. 보수교육 대상자명단(대상자의 교육 이수 여부가 명시되어야 한다)
2. 보수교육 면제자명단
3. 그 밖에 이수자의 교육 이수를 확인할 수 있는 서류

**67.** 「의료법」상 의사와 한의사만 개설할 수 있는 의료기관은?

① 병원　② 요양병원　③ 정신병원
④ 한방병원　⑤ 종합병원

해설 **제33조(개설 등)** ② 다음 각 호의 어느 하나에 해당하는 자가 아니면 의료기관을 개설할 수 없다. 이 경우 의사는 종합병원 · 병원 · 요양병원 · 정신병원 또는 의원을, 치과의사는 치과병원 또는 치과의원을, 한의사는 한방병원 · 요양병원 또는 한의원을, 조산사는 조산원만을 개설할 수 있다.

정답

64. ②　65. ③　66. ③
67. ②

**68.** 「의료법」상 병원 · 요양병원 · 정신병원을 개설할 수 있는 자는?

① 의사
② 한의사
③ 조산사
④ 치과의사
⑤ 정신과 한방전문의

해설 **제33조(개설 등)** ② 다음 각 호의 어느 하나에 해당하는 자가 아니면 의료기관을 개설할 수 없다. 이 경우 의사는 종합병원 · 병원 · 요양병원 · 정신병원 또는 의원을, 치과의사는 치과병원 또는 치과의원을, 한의사는 한방병원 · 요양병원 또는 한의원을, 조산사는 조산원만을 개설할 수 있다.

**69.** 「의료법」상 요양병원에서 진료할 수 있는 의료인은?

① 약사
② 조산사
③ 간호사
④ 의사
⑤ 치과의사

해설 **제33조(개설 등)** ② 다음 각 호의 어느 하나에 해당하는 자가 아니면 의료기관을 개설할 수 없다. 이 경우 의사는 종합병원 · 병원 · 요양병원 · 정신병원 또는 의원을, 치과의사는 치과병원 또는 치과의원을, 한의사는 한방병원 · 요양병원 또는 한의원을, 조산사는 조산원만을 개설할 수 있다.

**70.** 「의료법」상 의료기관을 개설할 수 없는 기관은?

① 국가
② 지방자치단체
③ 의료법인
④ 영리법인
⑤ 준정부기관

해설 **제33조(개설 등)** ② 다음 각 호의 어느 하나에 해당하는 자가 아니면 의료기관을 개설할 수 없다. 이 경우 의사는 종합병원 · 병원 · 요양병원 · 정신병원 또는 의원을, 치과의사는 치과병원 또는 치과의원을, 한의사는 한방병원 · 요양병원 또는 한의원을, 조산사는 조산원만을 개설할 수 있다.

1. 의사, 치과의사, 한의사 또는 조산사
2. 국가나 지방자치단체
3. 의료업을 목적으로 설립된 법인(이하 "의료법인")
4. 「민법」이나 특별법에 따라 설립된 비영리법인
5. 「공공기관의 운영에 관한 법률」에 따른 준정부기관, 「지방의료원의 설립 및 운영에 관한 법률」에 따른 지방의료원, 「한국보훈복지의료공단법」에 따른 한국보훈복지의료공단

**71.** 「의료법」상 경기도 수원시 장안구에서 의원을 개설하고자 할 때의 조치는?

① 경기도지사에게 신고
② 장안구청장에게 허가
③ 수원시장에게 신고
④ 장안구청장에게 신고
⑤ 수원시장에게 허가

해설 **제33조(개설 등)** ③ 제2항에 따라 의원 · 치과의원 · 한의원 또는 조산원을 개설하려는 자는 보건복지부령으로 정하는 바에 따라 시장 · 군수 · 구청장에게 신고하여야 한다.

정답

68. ① 69. ④ 70. ④
71. ③

**72.** 「의료법」상 서울특별시 강남구에서 치과의원을 개설하고자 할 때의 절차는?

① 강남구청장에게 허가 ② 강남구청장에게 신고
③ 서울특별시장에게 허가 ④ 서울특별시장에게 신고
⑤ 보건복지부장관에게 허가

해설 **제33조(개설 등)** ③ 제2항에 따라 의원 · 치과의원 · 한의원 또는 조산원을 개설하려는 자는 보건복지부령으로 정하는 바에 따라 시장 · 군수 · 구청장에게 신고하여야 한다.

**73.** 「의료법」상 서울특별시 강남구에서 종합병원을 개설하고자 할 때의 절차는?

① 강남구청장에게 허가 ② 강남구청장에게 신고
③ 서울특별시장에게 허가 ④ 서울특별시장에게 신고
⑤ 보건복지부장관에게 허가

해설 **제33조(개설 등)** ④ 제2항에 따라 종합병원 · 병원 · 치과병원 · 한방병원 · 요양병원 또는 정신병원을 개설하려면 제33조의2에 따른 시 · 도 의료기관개설위원회의 심의를 거쳐 보건복지부령으로 정하는 바에 따라 시 · 도지사의 허가를 받아야 한다.

**74.** 「의료법」상 경기도 수원시 팔달구에서 종합병원을 개설하고자 할 때의 조치는?

① 경기도지사에게 신고 ② 경기도지사에게 허가
③ 수원시장에게 보고 ④ 수원시장에게 신고
⑤ 팔달구청장에게 허가

해설 **제33조(개설 등)** ④ 제2항에 따라 종합병원 · 병원 · 치과병원 · 한방병원 · 요양병원 또는 정신병원을 개설하려면 보건복지부령으로 정하는 바에 따라 제33조의2에 따른 시 · 도 의료기관개설위원회의 사전심의 및 본심의를 거쳐 시 · 도지사의 허가를 받아야 하고, 종합병원을 개설하려는 경우 또는 300병상 이상 종합병원의 의료기관 개설자가 병원급 의료기관을 추가로 개설하려는 경우에는 보건복지부령으로 정하는 바에 따라 시 · 도 의료기관개설위원회의 사전심의 단계에서 보건복지부장관의 승인을 받아야 한다. 이 경우 시 · 도지사는 개설하려는 의료기관이 다음 각 호의 어느 하나에 해당하는 경우에는 개설허가를 할 수 없다.

**75.** 「의료법」상 의료인이 개설할 수 있는 의료기관의 연결이 아닌 것은?

① 의사: 정신병원 ② 의사: 요양병원
③ 간호사: 조산원 ④ 한의사: 요양병원
⑤ 치과의사: 치과병원

해설 **제33조(개설 등)** ② 다음 각 호의 어느 하나에 해당하는 자가 아니면 의료기관을 개설할 수 없다. 이 경우 의사는 종합병원 · 병원 · 요양병원 · 정신병원 또는 의원을, 치과의사는 치과병원 또는 치과의원을, 한의사는 한방병원 · 요양병원 또는 한의원을, 조산사는 조산원만을 개설할 수 있다.

정답

72. ② 73. ③ 74. ②
75. ③

**76.** 「의료법」상 의료기관을 개설할 수 있는 자가 아닌 것은?

① 국가나 지방자치단체
② 영리법인
③ 한국보훈복지의료공단
④ 의료법인
⑤ 비영리법인

해설 **제33조(개설 등)** ② 다음 각 호의 어느 하나에 해당하는 자가 아니면 의료기관을 개설할 수 없다. 이 경우 의사는 종합병원 · 병원 · 요양병원 · 정신병원 또는 의원을, 치과의사는 치과병원 또는 치과의원을, 한의사는 한방병원 · 요양병원 또는 한의원을, 조산사는 조산원만을 개설할 수 있다.
1. 의사, 치과의사, 한의사 또는 조산사
2. 국가나 지방자치단체
3. 의료업을 목적으로 설립된 법인(이하 "의료법인")
4. 「민법」이나 특별법에 따라 설립된 비영리법인
5. 「공공기관의 운영에 관한 법률」에 따른 준정부기관, 「지방의료원의 설립 및 운영에 관한 법률」에 따른 지방의료원, 「한국보훈복지의료공단법」에 따른 한국보훈복지의료공단

**77.** 「의료법」상 의원급의 의료기관을 개설하고자 하는 자는 누구에게 신고해야 하는가?

① 보건복지부장관
② 질병관리청장
③ 시 · 도지사
④ 보건소장
⑤ 시장 · 군수 · 구청장

해설 **시행규칙 제25조(의료기관 개설신고)** ① 법 제33조제3항에 따라 의원 · 치과의원 · 한의원 또는 조산원을 개설하려는 자는 별지 제14호서식의 의료기관 개설신고서(전자문서로 된 신고서를 포함한다)에 다음 각 호의 서류(전자문서를 포함한다)를 첨부하여 시장 · 군수 · 구청장(자치구의 구청장을 말한다)에게 신고해야 한다.

**78.** 「의료법」상 종합병원 · 병원 · 치과병원 · 한방병원 · 요양병원 또는 정신병원 개설에 관한 설명으로 옳은 것은?

① 시장 · 군수 · 구청장에게 신고
② 시 · 도지사에게 신고
③ 보건복지부장관에게 신고
④ 시 · 도지사의 허가
⑤ 보건복지부장관의 허가

해설 **시행규칙 제27조(의료기관 개설허가)** ① 법 제33조제4항에 따라 종합병원 · 병원 · 치과병원 · 한방병원 · 요양병원 또는 정신병원의 개설허가를 받으려는 자는 별지 제16호서식의 의료기관 개설허가신청서(전자문서로 된 신청서를 포함한다)에 다음 각 호의 서류(전자문서를 포함한다)를 첨부하여 시 · 도지사에게 제출해야 한다.

정답

76. ② 77. ⑤ 78. ④

**79.** 「의료법」상 의료기관 개설 시 시 · 도 의료기관개설위원회의 사전심의 단계에서 보건복지부장관의 승인을 받아야 하는 것은?

① 의원 ② 조산원
③ 한방병원 ④ 종합병원
⑤ 개설특례 부속의료기관

해설 **제33조(개설 등)** ④ 제2항에 따라 종합병원 · 병원 · 치과병원 · 한방병원 · 요양병원 또는 정신병원을 개설하려면 보건복지부령으로 정하는 바에 따라 제33조의2에 따른 시 · 도 의료기관개설위원회의 사전심의 및 본심의를 거쳐 시 · 도지사의 허가를 받아야 하고, 종합병원을 개설하려는 경우 또는 300병상 이상 종합병원의 의료기관 개설자가 병원급 의료기관을 추가로 개설하려는 경우에는 보건복지부령으로 정하는 바에 따라 시 · 도 의료기관개설위원회의 사전심의 단계에서 보건복지부장관의 승인을 받아야 한다. 이 경우 시 · 도지사는 개설하려는 의료기관이 다음 각 호의 어느 하나에 해당하는 경우에는 개설허가를 할 수 없다.

**80.** 「의료법」상 의료기관의 개설에 관한 설명으로 옳지 않은 것은?

① 의사는 종합병원 · 병원 · 요양병원 · 정신병원 · 의원을 개설할 수 있다.
② 의료기관의 개설은 의사 · 치과의사 · 한의사만이 가능하다.
③ 치과의사는 치과 병원 · 치과의원을 개설할 수 있다.
④ 한의사는 한방병원 · 요양병원 또는 한의원을 개설할 수 있다.
⑤ 조산사는 조산원만을 개설할 수 있다.

해설 **제33조(개설 등)** ② 다음 각 호의 어느 하나에 해당하는 자가 아니면 의료기관을 개설할 수 없다. 이 경우 의사는 종합병원 · 병원 · 요양병원 · 정신병원 또는 의원을, 치과의사는 치과병원 또는 치과의원을, 한의사는 한방병원 · 요양병원 또는 한의원을, 조산사는 조산원만을 개설할 수 있다.
1. 의사, 치과의사, 한의사 또는 조산사

**81.** 「의료법」상 의료기관의 개설에 대한 설명으로 옳은 것은?

① 의료인은 둘 이상의 의료기관을 개설 · 운영할 수 없다.
② 조산원을 개설할 경우에는 반드시 지도의사를 지정하지 않아도 된다.
③ 의원을 개설하고자 하는 자는 시장 · 군수 · 구청장에게 허가를 받아야 한다.
④ 병원을 개설하고자 하는 자는 시 · 도지사에게 신고하여야 한다.
⑤ 의사는 종합병원, 요양병원, 의원, 조산원을 개설할 수 있다.

해설 **제33조(개설 등)** ⑧ 제2항제1호의 의료인은 어떠한 명목으로도 둘 이상의 의료기관을 개설 · 운영할 수 없다. 다만, 2 이상의 의료인 면허를 소지한 자가 의원급 의료기관을 개설하려는 경우에는 하나의 장소에 한하여 면허 종별에 따른 의료기관을 함께 개설할 수 있다.

정답

79. ④ 80. ② 81. ①

**82.** 「의료법」상 의료기관의 종류별 시설기준에서 입원실이 필요 없는 의료기관은?

① 병원 ② 치과병원 ③ 한방병원
④ 요양병원 ⑤ 종합병원

해설 **시행규칙 [별표 3] 의료기관의 종류별 시설기준(제34조 관련)**

| 시설 | 종합병원<br>병원<br>요양병원 | 치과병원 | 한방병원 | 의원 | 치과의원 | 한의원 | 조산원 |
|---|---|---|---|---|---|---|---|
| 1. 입원실 | 입원환자 100명 이상(병원 · 요양병원의 경우는 30명 이상)을 수용할 수 있는 입원실 | – | 입원환자 30명 이상을 수용할 수 있는 입원실 | 입원실을 두는 경우 입원환자 29명 이하를 수용할 수 있는 입원실 | 의원과 같음 | 의원과 같음 | 1 (분만실 겸용) |

**83.** 「의료법」상 요양병원은 몇 병상 이상이어야 하는가?

① 30병상 ② 80병상 ③ 100병상
④ 200병상 ⑤ 제한을 받지 않는다.

해설 **시행규칙 [별표 3] 의료기관의 종류별 시설기준(제34조 관련)**

| 시설 | 종합병원<br>병원<br>요양병원 | 치과병원 | 한방병원 | 의원 | 치과의원 | 한의원 | 조산원 |
|---|---|---|---|---|---|---|---|
| 1. 입원실 | 입원환자 100명 이상(병원 · 요양병원의 경우는 30명 이상)을 수용할 수 있는 입원실 | – | 입원환자 30명 이상을 수용할 수 있는 입원실 | 입원실을 두는 경우 입원환자 29명 이하를 수용할 수 있는 입원실 | 의원과 같음 | 의원과 같음 | 1 (분만실 겸용) |

**84.** 「의료법」상 병원의 병상 수로 옳은 것은?

① 20병상 이상 ② 30병상 이상
③ 80병상 이상 ④ 진료에 지장이 없는 시설
⑤ 입원시설의 제한을 받지 않음

해설 **시행규칙 [별표 3] 의료기관의 종류별 시설기준(제34조 관련)**

| 시설 | 종합병원<br>병원<br>요양병원 | 치과병원 | 한방병원 | 의원 | 치과의원 | 한의원 | 조산원 |
|---|---|---|---|---|---|---|---|
| 1. 입원실 | 입원환자 100명 이상(병원 · 요양병원의 경우는 30명 이상)을 수용할 수 있는 입원실 | – | 입원환자 30명 이상을 수용할 수 있는 입원실 | 입원실을 두는 경우 입원환자 29명 이하를 수용할 수 있는 입원실 | 의원과 같음 | 의원과 같음 | 1 (분만실 겸용) |

정답

82. ② 83. ① 84. ②

**85.** 「의료법」상 중환자실을 반드시 설치하여야 하는 의료기관은?

① 제한 없음　② 종합병원급 이상
③ 100병상 이상 종합병원　④ 300병상 이상 종합병원
⑤ 병원급 이상

해설 **시행규칙 [별표 3] 의료기관의 종류별 시설기준(제34조 관련)**
중환자실은 병상이 300개 이상인 종합병원만 해당한다.

**86.** 「의료법」상 병원에 대한 설명으로 옳지 않은 것은?

① 병원 · 치과병원 · 한방병원 · 요양병원 · 정신병원 · 종합병원이 있다.
② 30병상 이상이 있어야 한다.
③ 치과병원은 입원시설의 제한이 없다.
④ 자가 발전시설을 갖추어야 한다.
⑤ 병리해부실 시설을 갖추어야 한다.

해설 **시행규칙 [별표 3] 의료기관의 종류별 시설기준(제34조 관련)**
10. 병리해부실은 종합병원에만 갖춘다.

**87.** 「의료법」상 의료기관의 종류별 시설기준에서 임상검사실을 반드시 설치해야 하는 곳은?

① 의원　② 한방병원　③ 치과의원
④ 요양병원　⑤ 치과병원

해설 **시행규칙 [별표 3] 의료기관의 종류별 시설기준(제34조 관련)**

| 시설 | 종합병원<br>병원<br>요양병원 | 치과병원 | 한방병원 | 의원 | 치과의원 | 한의원 | 조산원 |
|---|---|---|---|---|---|---|---|
| 5. 임상검사실 | 1<br>(요양병원의 경우 관련 치과 진료과목이 있는 경우에만 갖춘다) | 1 | 1<br>(관련 의과 또는 치과 진료 과목이 있는 경우에만 갖춘다) | | | | |

**88.** 「의료법」상 의료기관의 개설특례 따른 의원급 부속의료기관을 개설하려면 누구에게 신고하는가?

① 보건소장　② 시 · 도지사
③ 보건복지부장관　④ 시장 · 군수 · 구청장
⑤ 의료보험공단이사장

해설 **제35조(의료기관 개설 특례)** ① 제33조제1항 · 제2항 및 제8항에 따른 자 외의 자가 그 소속 직원, 종업원, 그 밖의 구성원(수용자를 포함한다) 이나 그 가족의 건강관리를 위하여 부속 의료기관을 개설하려면 그 개설 장소를 관할하는 시장 · 군수 · 구청장에게 신고하여야 한다.

정답

85. ④　86. ⑤　87. ⑤
88. ④

**89.** 「의료법」상 의료기관의 개설 특례로 설립한 의료기관에 해당하는 것은?

① 의료법인이 설립한 의료기관
② 국가 또는 지방자치단체가 설립한 의료기관
③ 「민법」에 따라 설립된 비영리 법인이 설립한 의료기관
④ 「공공기관의 운영에 관한 법률」에 따른 준정부기관이 설립한 의료기관
⑤ 의료기관 개설권자 외의 자가 그 소속직원 또는 그 가족의 건강관리를 위해 설립한 부속 의료기관

해설 **제35조(의료기관 개설 특례)** ① 제33조제1항 · 제2항 및 제8항에 따른 자 외의 자가 그 소속 직원, 종업원, 그 밖의 구성원(수용자를 포함한다) 이나 그 가족의 건강관리를 위하여 부속 의료기관을 개설하려면 그 개설 장소를 관할하는 시장 · 군수 · 구청장에게 신고하여야 한다. 다만, 부속 의료기관으로 병원급 의료기관을 개설하려면 그 개설 장소를 관할하는 시 · 도지사의 허가를 받아야 한다.

**90.** 「의료법」상 의료기관의 개설하는 자는 의료기관의 안전관리시설을 갖추어야 한다. 시설내용에 포함되지 않은 것은?

① 채광 · 환기에 관한 시설
② 방사선 위해 방지에 관한 시설
③ 전기 · 가스 등의 위해 방지에 관한 시설
④ 방충, 쥐막기, 세균오염 방지에 관한 시설
⑤ 전기누전 방지 및 수돗물 공급을 위한 자가발전시설

해설 **시행규칙 제35조(의료기관의 안전관리시설)** 의료기관을 개설하는 자는 법 제36조제2호에 따라 환자, 의료관계인, 그 밖의 의료기관 종사자의 안전을 위하여 다음 각 호의 시설을 갖추어야 한다.

1. 화재나 그 밖의 긴급한 상황에 대처하기 위하여 필요한 시설
2. 방충, 쥐막기, 세균오염 방지에 관한 시설
3. 채광 · 환기에 관한 시설
4. 전기 · 가스 등의 위해 방지에 관한 시설
5. 방사선 위해 방지에 관한 시설
6. 그 밖에 진료과목별로 안전관리를 위하여 필수적으로 갖추어야 할 시설

**91.** 「의료법」상 요양병원의 입원 대상은?

① 감염병환자 ② 감염병의사환자
③ 병원체보유자 ④ 정신질환자
⑤ 노인성 치매 환자

해설 **시행규칙 제36조(요양병원의 운영)** ① 법 제36조제3호에 따른 요양병원의 입원 대상은 다음 각 호의 어느 하나에 해당하는 자로서 주로 요양이 필요한 자로 한다.

1. 노인성 질환자
2. 만성질환자
3. 외과적 수술 후 또는 상해 후 회복기간에 있는 자

③ 제1항에도 불구하고 「정신건강증진 및 정신질환자 복지서비스 지원에 관한 법률」 제3조제1호에 따른 정신질환자(노인성 치매환자는 제외한다)는 같은 법 제3조제5호에 따른 정신의료기관 외의 요양병원의 입원 대상으로 하지 아니한다.

정답

89. ⑤ 90. ⑤ 91. ⑤

**92.** 「의료법」상 의료기관에 의료기사를 두어야 하는 기준은?

① 병원 인력수급 계획에 따라
② 진료과목별로 필요한 수에 따라
③ 의사 인력 수에 비례하여
④ 병상의 규모에 따라
⑤ 입원환자 50인에 1인

해설 **시행규칙 제38조(의료인 등의 정원)** ② 의료기관은 제1항의 의료인 외에 다음의 기준에 따라 필요한 인원을 두어야 한다.
3. 의료기관에는 보건복지부장관이 정하는 바에 따라 각 진료과목별로 필요한 수의 의료기사 둔다.

**93.** 「의료법」상 종합병원의 의사 정원에 대한 기준은 연평균 1일 입원환자를 (　)명으로 나눈 수이다. 외래환자 (　)명은 입원환자 1명으로 환산한다. (　) 안에 들어갈 숫자의 조합이 옳은 것은?

① 2.5, 10　② 5, 10　③ 5, 12
④ 20, 3　⑤ 5, 15

해설 **시행규칙 38조(별표5)**
- 의사 정원(종합병원): 연평균 1일 입원환자를 20명으로 나눈 수(이 경우 소수점은 올림). 외래환자 3명은 입원환자 1명으로 환산함
- 의사 정원(요양병원): 연평균 1일 입원환자 80명까지는 2명으로 하되, 80명을 초과하는 입원환자는 매 40명마다 1명을 기준으로 함(한의사를 포함하여 환산함). 외래환자 3명은 입원환자 1명으로 환산함

**94.** 「의료법」상 연평균 일일 입원환자 60명, 외래환자 120명인 병원의 의사 수는?

① 4명　② 5명　③ 6명
④ 7명　⑤ 8명

해설 **시행규칙 [별표 5]**
계산식: (60명) + (120 ÷ 3) = 100명 ÷ 20명 = 5명

**95.** 「의료법」상 진단용 방사선발생장치를 설치하여 운영하려는 의료기관의 조치는?

① 보건소장에게 신고　② 시 · 도지사 허가
③ 시장 · 군수 · 구청장 허가　④ 시 · 도지사에게 신고
⑤ 시장 · 군수 · 구청장에게 신고

해설 **제37조(진단용 방사선 발생장치)** ① 진단용 방사선 발생장치를 설치 · 운영하려는 의료기관은 보건복지부령으로 정하는 바에 따라 시장 · 군수 · 구청장에게 신고하여야 하며, 보건복지부령으로 정하는 안전관리기준에 맞도록 설치 · 운영하여야 한다.

정답

92. ②　93. ④　94. ②
95. ⑤

**96.** 「의료법」상 특수의료장비를 설치 · 운영하려면 누구에게 등록하여야 하는가?

| 가. 보건복지부장관 | 나. 보건소장 |
|---|---|
| 다. 시 · 도지사 | 라. 시장 · 군수 · 구청장 |

① 가, 나, 다
② 가, 다
③ 나, 라
④ 라
⑤ 가, 나, 다, 라

해설 **제38조(특수의료장비의 설치 · 운영)** ① 의료기관은 보건의료 시책상 적정한 설치와 활용이 필요하여 보건복지부장관이 정하여 고시하는 의료장비(이하 "특수의료장비")를 설치 · 운영하려면 보건복지부령으로 정하는 바에 따라 시장 · 군수 · 구청장에게 등록하여야 하며, 보건복지부령으로 정하는 설치인정기준에 맞게 설치 · 운영하여야 한다.

**97.** 「의료법」상 의료법상 수술실 내 폐쇄회로 텔레비전의 설치 · 운영에 따라 촬영한 영상정보는 최소 며칠 이상 보관하여야 하는가?

① 7일
② 10일
③ 14일
④ 30일
⑤ 90일

해설 **제38조의2(수술실 내 폐쇄회로 텔레비전의 설치 · 운영)** ⑨ 의료기관의 장은 제2항에 따라 촬영한 영상정보를 30일 이상 보관하여야 한다.

**98.** 「의료법」상 몇 개월을 초과하여 그 의료기관을 관리할 수 없을 경우 의료기관 개설자는 휴업 또는 폐업 신고를 하여야 하는가?

① 1개월
② 2개월
③ 3개월
④ 6개월
⑤ 1년

해설 **시행규칙 제30조(폐업 · 휴업의 신고)** ③ 법 제33조제2항 및 제8항에 따라 의원 · 치과의원 · 한의원 또는 조산원을 개설한 의료인이 부득이한 사유로 6개월을 초과하여 그 의료기관을 관리할 수 없는 경우 그 개설자는 폐업 또는 휴업 신고를 하여야 한다.

**99.** 「의료법」상 의료기관 개설자는 휴업 또는 폐업 신고를 누구에게 하여야 하는가?

① 보건소장
② 시 · 도지사
③ 보건복지부장관월
④ 질병관리청장
⑤ 시장 · 군수 · 구청장

해설 **제40조(폐업 · 휴업의 신고)** ① 의료기관 개설자는 의료업을 폐업하거나 1개월 이상 휴업(입원환자가 있는 경우에는 1개월 미만의 휴업도 포함한다)하려면 보건복지부령으로 정하는 바에 따라 관할 시장 · 군수 · 구청장에게 신고하여야 한다.

정답

96. ④ 97. ④ 98. ④
99. ⑤

**100.** 「의료법」상 의료기관 개설자가 의료기관 폐업 또는 휴업 시 진료기록부등을 누구에게 이관하여야 하는가?

① 복건복지부장관 ② 시장 ③ 도지사
④ 관할보건소장 ⑤ 구청장

해설 **제40조의2(진료기록부등의 이관)** ① 의료기관 개설자는 제40조제1항에 따라 폐업 또는 휴업 신고를 할 때 제22조나 제23조에 따라 기록 · 보존하고 있는 진료기록부등의 수량 및 목록을 확인하고 진료기록부등을 관할 보건소장에게 넘겨야 한다.

**101.** 「의료법」상 의료기관의 명칭에 대한 설명으로 옳지 않은 것은?

① 지방자치단체가 개설하는 의료기관 명칭은 보건복지부장관이나 시 · 도지사와 협의하여 따로 정할 수 있다.
② 의료기관의 종별에 따른 명칭 앞에 고유명칭을 붙인다.
③ 개설자가 전문의인 경우에는 고유 명칭과 종별 명칭 사이에 전문 과목을 삽입 표기할 수 있다.
④ 의료기관의 명칭표시판에는 전화번호, 성명만을 표시할 수 있다.
⑤ 의료기관의 종류 명칭 글자 크기는 고유 명칭의 2분의1 범위에서 크거나 작게 한다.

해설 **제42조(의료기관의 명칭)** ① 의료기관은 제3조제2항에 따른 의료기관의 종류에 따르는 명칭 외의 명칭을 사용하지 못한다. 다만, 다음 각 호의 어느 하나에 해당하는 경우에는 그러하지 아니하다.

4. 국가나 지방자치단체에서 개설하는 의료기관이 보건복지부장관이나 시 · 도지사와 협의하여 정한 명칭을 사용하는 경우

**시행규칙 제40조(의료기관의 명칭 표시)** 법 제42조제2항에 따라 의료기관의 명칭 표시는 다음 각 호에 정하는 바에 따른다.

1. 의료기관이 명칭을 표시하는 경우에는 법 제3조제2항에 따른 의료기관의 종류에 따르는 명칭(종합병원 · 정신병원의 경우에는 병원을 포함한다) 앞에 고유명칭을 붙인다. 이 경우 의료기관의 종류 명칭의 글자 크기는 고유명칭의 2분의 1 범위에서 크거나 작게 하되, 고유 명칭은 의료기관의 종류 명칭과 혼동할 우려가 있거나 특정 진료과목 또는 질환명과 비슷한 명칭을 사용하지 못한다.
4. 병원 · 한방병원 · 치과병원 · 의원 · 한의원 또는 치과의원의 개설자가 전문의인 경우에는 그 의료기관의 고유명칭 앞에 전문과목 및 전문의를 함께 표시하거나 의료기관의 고유명칭과 의료기관의 종류 명칭 사이에 인정받은 전문과목을 삽입하여 표시할 수 있다.
6. 의료기관의 명칭표시판에는 다음 각 목의 사항만을 표시할 수 있다. 다만, 장소가 좁거나 그 밖에 부득이한 사유가 있는 경우에는 제41조제4항에도 불구하고 같은 조 제1항에 따른 진료과목을 명칭표시판에 함께 표시할 수 있다.
   가. 의료기관의 명칭 및 로고. 다만, 법 제56조제2항 각 호의 내용이 포함되어 있는 로고는 표시할 수 없다.
   나. 전화번호 및 주소(인터넷 홈페이지 주소를 포함한다)
   다. 진료에 종사하는 의료인의 면허 종류 및 성명
   바. 병원 · 한방병원 · 치과병원 · 의원 · 한의원 또는 치과의원의 개설자가 전문의인 경우에는 해당 개설자의 전문의 자격 및 전문과목
   사. 법 제58조제1항에 따라 의료기관 인증을 받은 사실
   아. 진료시간 및 진료일
7. 제6호가목에 따른 의료기관의 명칭은 한글로 표시하되, 외국어를 함께 표시할 수 있다.

정답

100. ④ 101. ④

**102.** 「의료법」상 각종 병원에 당직 의료인을 두는 이유는?

① 의무기록 및 환자수술을 위하여
② 왕진 협조에 응하기 위하여
③ 연구 및 약 처방 때문에
④ 외래환자 및 진단서 작성을 위하여
⑤ 응급환자와 입원환자를 진료하기 위하여

해설 **제41조(당직의료인)** ① 각종 병원에는 응급환자와 입원환자의 진료 등에 필요한 당직의료인을 두어야 한다.

**103.** 「의료법」상 당직의료인의 규정에서 입원환자가 400명이었다. 당직 간호사는 몇 명인가?

① 2명 ② 3명 ③ 4명
④ 5명 ⑤ 6명

해설 **시행규칙 제39조의18(당직의료인)** ① 법 제41조제2항에 따라 각종 병원에 두어야 하는 당직의료인의 수는 입원환자 200명까지는 의사 · 치과의사 또는 한의사의 경우에는 1명, 간호사의 경우에는 2명을 두되, 입원환자 200명을 초과하는 200명마다 의사 · 치과의사 또는 한의사의 경우에는 1명, 간호사의 경우에는 2명을 추가한 인원수로 한다.

**104.** 「의료법」상 의료관련감염 예방을 위하여 감염관리실을 두어야 하는 곳은?

① 의원 ② 병원 ③ 보건소
④ 종합병원 ⑤ 한의원

해설 **시행규칙 제43조(감염관리위원회 및 감염관리실의 설치 등)** ① 법 제47조제1항에서 "보건복지부령으로 정하는 일정 규모 이상의 병원급 의료기관"이란 100개 이상의 병상을 갖춘 병원급 의료기관을 말한다.

**105.** 「의료법」상 보건복지부령으로 정하는 일정 규모 이상의 병원급 의료기관의 장은 의료관련감염 예방을 위하여 감염관리위원회와 감염관리실을 설치 · 운영하여야 하는 곳은?

① 100개 이상의 병상을 갖춘 병원급 의료기관
② 150개 이상의 병상을 갖춘 병원급 의료기관
③ 200개 이상의 병상을 갖춘 병원급 의료기관
④ 200개 이상의 병상을 갖춘 병원으로서 중환자실을 운영하는 의료기관
⑤ 300개 이상의 병상을 갖춘 병원으로서 중환자실을 운영하는 의료기관

해설 **제47조(의료관련감염 예방)** ① 보건복지부령으로 정하는 일정 규모 이상의 병원급 의료기관의 장은 의료관련감염 예방을 위하여 감염관리위원회와 감염관리실을 설치 · 운영하고 보건복지부령으로 정하는 바에 따라 감염관리 업무를 수행하는 전담 인력을 두는 등 필요한 조치를 하여야 한다.
**시행규칙 제43조(감염관리위원회 및 감염관리실의 설치 등)** ① 법 제47조제1항에서 "보건복지부령으로 정하는 일정 규모 이상의 병원급 의료기관"이란 100개 이상의 병상을 갖춘 병원급 의료기관을 말한다.

정답

102. ⑤ 103. ③ 104. ④
105. ①

**106.** 「의료법」상 의료법인이 그 재산을 처분하거나 정관을 변경하고자 할 때는 누구의 허가를 받는가?

① 보건소장 ② 시 · 도지사
③ 시장 · 군수 · 구청장 ④ 의료법인중앙회
⑤ 보건복지부장관

해설 **제48조(설립 허가 등)** ③ 의료법인이 재산을 처분하거나 정관을 변경하려면 시 · 도지사의 허가를 받아야 한다.

**107.** 「의료법」상 의료법인을 설립하고자 하는 자는 누구의 허가를 받는가?

① 시장 · 군수 · 구청장 ② 질병관리청장
③ 시 · 도지사 ④ 보건복지부장관
⑤ 보건소장

해설 **제48조(설립 허가 등)** ① 제33조제2항에 따른 의료법인을 설립하려는 자는 대통령령으로 정하는 바에 따라 정관과 그 밖의 서류를 갖추어 그 법인의 주된 사무소의 소재지를 관할하는 시 · 도지사의 허가를 받아야 한다.

**108.** 「의료법」상 의료법인이 그 재산을 처분하고자 할 때 누구의 허가를 받아야 하는가?

① 지방법원장 ② 질병관리청장 ③ 국세청장
④ 시 · 도지사 ⑤ 보건복지부장관

해설 **제48조(설립 허가 등)** ③ 의료법인이 재산을 처분하거나 정관을 변경하려면 시 · 도지사의 허가를 받아야 한다.

**109.** 「의료법」상 의료법인의 부대사업이 아닌 것은?

① 휴게음식점영업
② 부설주차장의 설치 · 운영
③ 노인의료진료시설의 설치 · 운영
④ 의료나 의학에 관한 조사 연구
⑤ 의료인과 의료관계자 양성이나 보수교육

해설 **제49조(부대사업)** ① 의료법인은 그 법인이 개설하는 의료기관에서 의료업무 외에 다음의 부대사업을 할 수 있다. 이 경우 부대사업으로 얻은 수익에 관한 회계는 의료법인의 다른 회계와 구분하여 계산하여야 한다.

1. 의료인과 의료관계자 양성이나 보수교육
2. 의료나 의학에 관한 조사 연구
3. 「노인복지법」 제31조제2호에 따른 노인의료복지시설의 설치 · 운영
4. 「장사 등에 관한 법률」 제29조제1항에 따른 장례식장의 설치 · 운영
5. 「주차장법」 제19조제1항에 따른 부설주차장의 설치 · 운영
6. 의료업 수행에 수반되는 의료정보시스템 개발 · 운영사업 중 대통령령으로 정하는 사업
7. 그 밖에 휴게음식점영업, 일반음식점영업, 이용업, 미용업 등 환자 또는 의료법인이 개설한 의료기관 종사자 등의 편의를 위하여 보건복지부령으로 정하는 사업

정답

106. ② 107. ③ 108. ④
109. ③

**110.** 「의료법」상 의료법인은 설립된 날부터 언제까지 의료기관을 개설해야 하는가?

① 6개월 ② 9개월 ③ 1년
④ 2년 ⑤ 3년 이내

해설 **제51조(설립 허가 취소)** 보건복지부장관 또는 시 · 도지사는 의료법인이 다음 각 호의 어느 하나에 해당하면 그 설립 허가를 취소할 수 있다.
2. 설립된 날부터 2년 안에 의료기관을 개설하지 아니한 때

**111.** 「의료법」상 의료법인의 설립허가 취소요건이 아닌 것은?

① 정관으로 정한 사업 이외의 사업을 한 때
② 설립된 날로부터 1년 이내에 의료기관을 개설하지 아니한 때
③ 의료법인이 개설한 의료기관이 개설허가가 취소된 때
④ 보건복지부장관이 감독을 위하여 내린 명령을 위반한 때
⑤ 의료법으로 규정한 부대사업 이외의 사업을 한때

해설 **제51조(설립 허가 취소)** 보건복지부장관 또는 시 · 도지사는 의료법인이 다음 각 호의 어느 하나에 해당하면 그 설립 허가를 취소할 수 있다.
1. 정관으로 정하지 아니한 사업을 한 때
2. 설립된 날부터 2년 안에 의료기관을 개설하지 아니한 때
3. 의료법인이 개설한 의료기관이 개설허가를 취소당한 때
4. 보건복지부장관 또는 시 · 도지사가 감독을 위하여 내린 명령을 위반한 때
5. 부대사업 외의 사업을 한 때

**112.** 「의료법」상 의료기관 인증에 대한 설명 중 옳지 않은 것은?

① 의료의 질과 환자안전의 수준을 높이기 위함이다.
② 병원급 의료기관에 대한 인증을 할 수 있다.
③ 국민건강심사평가원은 의료기관 인증에 관한 업무를 전문기관에 위탁할 수 있다.
④ 보건복지부장관은 인증 전담기관에 대하여 필요한 예산을 지원할 수 있다.
⑤ 인증의 유효기간은 4년으로 한다.

해설 **제58조(의료기관 인증)** ② 보건복지부장관은 대통령령으로 정하는 바에 따라 의료기관 인증에 관한 업무를 제58조의11에 따른 의료기관평가인증원에 위탁할 수 있다.

**113.** 「의료법」상 의료기관인증 기준에 해당하는 내용으로 옳은 것은?

| 가. 환자의 권리와 안전 | 나. 의료기관의 의료서비스 질 향상 |
|---|---|
| 다. 의료서비스의 제공 및 성과 | 라. 환자 만족도 |

① 가, 나, 다 ② 가, 다 ③ 나, 라
④ 라 ⑤ 가, 나, 다, 라

해설 **제58조의3(의료기관 인증기준 및 방법 등)**
1. 환자의 권리와 안전
2. 의료기관의 의료서비스 질 향상 활동
3. 의료서비스의 제공과정 및 성과
4. 의료기관의 조직 · 인력관리 및 운영
5. 환자 만족도

정답

110. ④ 111. ② 112. ③
113. ⑤

**114.** 「의료법」상 의료기관 인증에 관한 설명으로 옳지 않은 것은?

① 인증기준의 세부 내용은 보건복지부장관이 정한다.
② 인증의 유효기간은 3년으로 한다.
③ 조건부인증의 경우에는 유효기간을 1년으로 한다.
④ 인증등급은 인증, 조건부인증 및 불인증으로 구분한다.
⑤ 인증전담기관의 장은 인증기준, 평가결과 등의 내용을 인터넷 홈페이지 등에 공표하여야 한다.

해설 **제58조의3(의료기관 인증기준 및 방법 등)** ② 인증등급은 인증, 조건부인증 및 불인증으로 구분한다.
③ 인증의 유효기간은 4년으로 한다. 다만, 조건부인증의 경우에는 유효기간을 1년으로 한다.
④ 조건부인증을 받은 의료기관의 장은 유효기간 내에 보건복지부령으로 정하는 바에 따라 재인증을 받아야 한다.
⑤ 제1항에 따른 인증기준의 세부 내용은 보건복지부장관이 정한다.

**115.** 「의료법」상 의료기관 인증기준 및 방법에 대한 설명으로 옳은 것은?

① 인증 유효기간은 5년으로 한다.
② 인증등급은 인증, 조건부인증으로 구분한다.
③ 인증기준의 세부 내용은 보건복지부차관이 정한다.
④ 조건부인증의 경우에는 유효기간을 2년으로 한다.
⑤ 의료기관의 의료서비스 질 향상 활동 등을 평가한다.

해설 **제58조의3(의료기관 인증기준 및 방법 등)** ① 의료기관 인증기준은 다음 각 호의 사항을 포함하여야 한다.
2. 의료기관의 의료서비스 질 향상 활동

**116.** 「의료법」상 보건복지부령이 정하는 바에 따라 보건복지부장관에게 인증을 신청하여야 하는 의료기관은?

① 의원 ② 병원 ③ 요양병원
④ 한방병원 ⑤ 종합병원

해설 **제58조의4(의료기관 인증의 신청 및 평가)** ② 제1항에도 불구하고 제3조제2항제3호에 따른 요양병원(「장애인복지법」 제58조제1항제4호에 따른 의료재활시설로서 제3조의2에 따른 요건을 갖춘 의료기관은 제외한다)의 장은 보건복지부령으로 정하는 바에 따라 보건복지부장관에게 인증을 신청하여야 한다.

**117.** 「의료법」상 의료기관의 폐쇄명령을 받은 자는 얼마동안 의료기관을 개설 · 운영하지 못하는가?

① 1개월 ② 3개월 ③ 6개월
④ 1년 ⑤ 3년

해설 **제64조(개설 허가 취소 등)** ② 제1항에 따라 개설 허가를 취소당하거나 폐쇄 명령을 받은 자는 그 취소된 날이나 폐쇄 명령을 받은 날부터 6개월 이내에, 의료업 정지처분을 받은 자는 그 업무 정지기간 중에 각각 의료기관을 개설 · 운영하지 못한다. 다만, 제1항 제8호에 따라 의료기관 개설 허가를 취소당하거나 폐쇄 명령을 받은 자는 취소당한 날이나 폐쇄 명령을 받은 날부터 3년 안에는 의료기관을 개설 · 운영하지 못한다.

정답

114. ② 115. ⑤ 116. ③
117. ③

**118.** 「의료법」상 의료인의 면허를 반드시 취소하여야 하는 경우는?

① 마약 중독자
② 품위를 심하게 손상시키는 행위를 한 경우
③ 부정한 방법으로 진료비를 거짓 청구한 경우
④ 의료기사가 아닌 자에게 의료기사의 업무를 하게 한 경우
⑤ 의료기관 개설자가 될 수 없는 자에게 고용되어 의료행위를 한 경우

해설 **제65조(면허 취소와 재교부)** ① 보건복지부장관은 의료인이 다음 각 호의 어느 하나에 해당할 경우에는 그 면허를 취소할 수 있다. 다만, 제1호 · 제8호의 경우에는 면허를 취소하여야 한다.

1. 제8조(결격사유) 각 호의 어느 하나에 해당하게 된 경우. 다만, 의료행위 중 「형법」 제268조의 죄를 범하여 제8조제4호부터 제6호까지의 어느 하나에 해당하게 된 경우에는 그러하지 아니하다.
8. 거짓이나 그 밖의 부정한 방법으로 제5조부터 제7조까지에 따른 의료인 면허 발급 요건을 취득하거나 제9조에 따른 국가시험에 합격한 경우

**119.** 「의료법」상 의료인의 면허가 취소된 후 취소 원인이 소멸되어 면허를 재교부할 때, 취소된 날로부터 2년 이내 재교부가 금지되는 사유는?

가. 3회 이상 자격정지처분을 받은 자
나. 자격 정지 처분 기간 중에 의료행위를 한 자
다. 면허를 재교부 받은 사람이 의료인의 품위를 심하게 손상시키는 행위를 한 경우
라. 금고 이상의 실형을 선고받고 그 집행이 끝나거나 그 집행을 받지 아니하기로 확정된 후 5년이 지나지 아니한 자

① 가, 나, 다
② 가, 다
③ 나, 라
④ 라
⑤ 가, 나, 다, 라

해설 **제65조(면허 취소와 재교부)** ① 보건복지부장관은 의료인이 다음 각 호의 어느 하나에 해당할 경우에는 그 면허를 취소할 수 있다. 다만, 제1호 · 제8호의 경우에는 면허를 취소하여야 한다.

2. 제66조에 따른 자격 정지 처분 기간 중에 의료행위를 하거나 3회 이상 자격 정지 처분을 받은 경우
2의2. 제2항에 따라 면허를 재교부받은 사람이 제66조제1항 각 호의 어느 하나에 해당하는 경우

② 보건복지부장관은 제1항에 따라 면허가 취소된 자라도 취소의 원인이 된 사유가 없어지거나 개전(改悛)의 정이 뚜렷하다고 인정되고 대통령령으로 정하는 교육프로그램을 이수한 경우에는 면허를 재교부할 수 있다. 다만, 제1항제3호에 따라 면허가 취소된 경우에는 취소된 날부터 1년 이내, 제1항제2호 · 제2호의2에 따라 면허가 취소된 경우에는 취소된 날부터 2년 이내, 제1항제4호 · 제6호 · 제7호 또는 제8조제4호부터 제6호까지에 따른 사유로 면허가 취소된 경우에는 취소된 날부터 3년 이내, 제8조제4호에 따른 사유로 면허가 취소된 사람이 다시 제8조제4호에 따른 사유로 면허가 취소된 경우에는 취소된 날부터 10년 이내에는 재교부하지 못하고, 제1항제8호에 따라 면허가 취소된 경우에는 재교부할 수 없다.

정답

118. ① 119. ①

**120.** 「의료법」상 의료인의 면허갱신 및 재교부의 발행자는?

① 대통령
② 보건복지부장관
③ 국가시험 등 관리기관의 장
④ 질병관리청장
⑤ 시 · 도지사

해설 **제65조(면허 취소와 재교부)** ② 보건복지부장관은 제1항에 따라 면허가 취소된 자라도 취소의 원인이 된 사유가 없어지거나 개전(改悛)의 정이 뚜렷하다고 인정되고 대통령령으로 정하는 교육프로그램을 이수한 경우에는 면허를 재교부할 수 있다.

**121.** 「의료법」상 취소된 면허를 재발급 받으려는 자는 신청서에 면허취소의 원인이 된 사유가 소멸하거나 개전의 정이 현저하다고 인정될 수 있는 서류와 사진을 첨부하여 누구를 거쳐 보건복지부장관에게 제출하는가?

① 시 · 도지사
② 보건소장
③ 중앙회장
④ 소속 의료기관의 장
⑤ 시장, 군수, 구청장

해설 **시행규칙 제6조(면허증 재발급)** ② 법 제65조제2항에 따라 취소된 면허를 재발급받으려는 자는 별지 제5호서식의 신청서에 면허취소의 원인이 된 사유가 소멸하거나 개전의 정이 현저하다고 인정될 수 있는 서류와 사진(신청 전 6개월 이내에 모자 등을 쓰지 않고 촬영한 천연색 상반신 정면사진으로 가로 3.5센티미터, 세로 4.5센티미터의 사진을 말한다) 2장을 첨부하여 특별시장 · 광역시장 · 특별자치시장 · 도지사 또는 특별자치도지사(이하 "시 · 도지사")를 거쳐 보건복지부장관에게 제출해야 한다.

**122.** 「의료법」상 의료인의 면허를 반드시 취소하여야 하는 사유는?

① 면허를 대여한 경우
② 면허의 조건을 이행하지 않은 경우
③ 3회 이상 자격정지 처분을 받은 경우
④ 자격정지 처분 기간 중에 의료행위를 한 경우
⑤ 거짓이나 그 밖의 부정한 방법으로 의료인 면허발급 요건을 취득하거나 국가시험에 합격한 경우

해설 **제65조(면허 취소와 재교부)** ① 보건복지부장관은 의료인이 다음 각 호의 어느 하나에 해당할 경우에는 그 면허를 취소할 수 있다. 다만, 제1호 · 제8호의 경우에는 면허를 취소하여야 한다.

1. 제8조(결격사유) 각 호의 어느 하나에 해당하게 된 경우. 다만, 의료행위 중 「형법」 제268조의 죄를 범하여 제8조제4호부터 제6호까지의 어느 하나에 해당하게 된 경우에는 그러하지 아니하다.

8. 거짓이나 그 밖의 부정한 방법으로 제5조부터 제7조까지에 따른 의료인 면허 발급 요건을 취득하거나 제9조에 따른 국가시험에 합격한 경우

정답

120. ② 121. ① 122. ⑤

**123.** 「의료법」상 의료인이 면허취소가 되면 1년 이내에 재교부를 할 수 없는 것은?

① 3회 이상 자격정지처분을 받은 때
② 면허증 빌려준 경우
③ 자격정지처분기간 중의 의료행위
④ 면허 조건을 이행하지 아니한 경우
⑤ 보건의료관계법을 위반하여 금고 이상의 형을 선고받은 때

해설 **제65조(면허 취소와 재교부)** ② 보건복지부장관은 제1항에 따라 면허가 취소된 자라도 취소의 원인이 된 사유가 없어지거나 개전(改悛)의 정이 뚜렷하다고 인정되고 대통령령으로 정하는 교육프로그램을 이수한 경우에는 면허를 재교부할 수 있다. 다만, 제1항제3호(면허 조건을 이행하지 아니한 경우)에 따라 면허가 취소된 경우에는 취소된 날부터 1년 이내, 제1항제2호 · 제2호의2에 따라 면허가 취소된 경우에는 취소된 날부터 2년 이내, 제1항제4호 · 제6호 · 제7호 또는 제8조제4호부터 제6호까지에 따른 사유로 면허가 취소된 경우에는 취소된 날부터 3년 이내, 제8조제4호에 따른 사유로 면허가 취소된 사람이 다시 제8조제4호에 따른 사유로 면허가 취소된 경우에는 취소된 날부터 10년 이내에는 재교부하지 못하고, 제1항제8호에 따라 면허가 취소된 경우에는 재교부할 수 없다.

**124.** 「의료법」상 의료인 면허가 취소된 경우에는 취소된 날부터 3년 이내에는 재교부하지 못한다. 그 사유는?

① 향정신성의약품 중독자
② 면허조건을 이행하지 않을 경우
③ 3회 이상 자격정지 처분을 받을 경우
④ 일회용 의료기기를 재사용한 경우
⑤ 일회용 의료기기 재사용으로 사람의 생명 또는 신체에 중대한 위해를 발생하게 한 경우

해설 **제65조(면허 취소와 재교부)** ① 보건복지부장관은 의료인이 다음 각 호의 어느 하나에 해당할 경우에는 그 면허를 취소할 수 있다. 다만, 제1호 · 제8호의 경우에는 면허를 취소하여야 한다.

1. 제8조 각 호의 어느 하나에 해당하게 된 경우. 다만, 의료행위 중 「형법」 제268조의 죄를 범하여 제8조제4호부터 제6호까지의 어느 하나에 해당하게 된 경우에는 그러하지 아니하다.
3. 제11조제1항에 따른 면허 조건을 이행하지 아니한 경우
4. 제4조의3제1항을 위반하여 면허를 대여한 경우
6. 제4조제6항을 위반하여 사람의 생명 또는 신체에 중대한 위해를 발생하게 한 경우
7. 제27조제5항을 위반하여 사람의 생명 또는 신체에 중대한 위해를 발생하게 할 우려가 있는 수술, 수혈, 전신마취를 의료인 아닌 자에게 하게 하거나 의료인에게 면허 사항 외로 하게 한 경우

② 보건복지부장관은 제1항에 따라 면허가 취소된 자라도 취소의 원인이 된 사유가 없어지거나 개전(改悛)의 정이 뚜렷하다고 인정되고 대통령령으로 정하는 교육프로그램을 이수한 경우에는 면허를 재교부할 수 있다. 다만, 제1항제3호에 따라 면허가 취소된 경우에는 취소된 날부터 1년 이내, 제1항제2호 · 제2호의2에 따라 면허가 취소된 경우에는 취소된 날부터 2년 이내, 제1항제4호 · 제6호 · 제7호 또는 제8조제4호부터 제6호까지에 따른 사유로 면허가 취소된 경우에는 취소된 날부터 3년 이내, 제8조제4호에 따른 사유로 면허가 취소된 사람이 다시 제8조제4호에 따른 사유로 면허가 취소된 경우에는 취소된 날부터 10년 이내에는 재교부하지 못하고, 제1항제8호에 따라 면허가 취소된 경우에는 재교부할 수 없다.

정답

123. ④ 124. ⑤

**125.** 「의료법」상 일회용 의료기기를 한 번 사용한 후 재사용하여 사람의 생명 또는 신체에 중대한 위해를 발생하게 한 의료인에 대하여 보건복지부장관이 내릴 수 있는 처분으로 규정되어 있는 것은?

① 벌금 ② 과태료 ③ 과징금
④ 면허정지 ⑤ 면허취소

해설 **제65조(면허 취소와 재교부)** ① 보건복지부장관은 의료인이 다음 각 호의 어느 하나에 해당할 경우에는 그 면허를 취소할 수 있다. 다만, 제1호 · 제8호의 경우에는 면허를 취소하여야 한다.
6. 제4조제6항을 위반하여 사람의 생명 또는 신체에 중대한 위해를 발생하게 한 경우

**126.** 「의료법」상 의료인의 면허가 취소된 경우에 재교부할 수 없는 것은?

① 피성년후견인이 된 경우
② 마약 · 대마 · 향정신성의약품 중독자
③ 자격정지 처분 기간 중에 의료행위를 한 경우
④ 거짓이나 그 밖의 부정한 방법으로 의료인 면허발급 요건을 취득한 경우
⑤ 일회용 의료기기 재사용으로 사람의 생명 또는 신체에 중대한 위해를 발생하게 한 경우

해설 **제65조(면허 취소와 재교부)** ① 보건복지부장관은 의료인이 다음 각 호의 어느 하나에 해당할 경우에는 그 면허를 취소할 수 있다. 다만, 제1호 · 제8호의 경우에는 면허를 취소하여야 한다.
8. 거짓이나 그 밖의 부정한 방법으로 제5조 및 제6조에 따른 의료인 면허 발급 요건을 취득하거나 제9조에 따른 국가시험에 합격한 경우
② 보건복지부장관은 제1항에 따라 면허가 취소된 자라도 취소의 원인이 된 사유가 없어지거나 개전(改悛)의 정이 뚜렷하다고 인정되고 대통령령으로 정하는 교육프로그램을 이수한 경우에는 면허를 재교부할 수 있다. 다만, 제1항제3호에 따라 면허가 취소된 경우에는 취소된 날부터 1년 이내, 제1항제2호 · 제2호의2에 따라 면허가 취소된 경우에는 취소된 날부터 2년 이내, 제1항제4호 · 제6호 · 제7호 또는 제8조제4호부터 제6호까지에 따른 사유로 면허가 취소된 경우에는 취소된 날부터 3년 이내, 제8조제4호에 따른 사유로 면허가 취소된 사람이 다시 제8조제4호에 따른 사유로 면허가 취소된 경우에는 취소된 날부터 10년 이내에는 재교부하지 못하고, 제1항제8호에 따라 면허가 취소된 경우에는 재교부할 수 없다.

**127.** 「의료법」상 의료인의 자격정지 요건에 관한 다음 사항 중 옳지 않은 것은?

① 부정한 방법으로 진료비를 청구한 때
② 경제적 이익 등을 제공받은 때
③ 진단서, 검안서 또는 증명서를 거짓으로 작성한 때
④ 의료광고 금지사항을 위반한 때
⑤ 면허 조건을 이행하지 아니한 경우

해설 **제65조(면허 취소와 재교부)** 3. 제11조제1항에 따른 면허 조건을 이행하지 아니한 경우

정답

125. ⑤ 126. ④ 127. ⑤

**128.** 「의료법」상 의료인의 면허 자격정지 처분 범위가 아닌 것은?

① 의료법에 따른 명령을 위반한 때
② 의료인의 품위를 심하게 손상시키는 행위를 한 때
③ 진단서 · 검안서 또는 증명서를 거짓으로 작성하여 내줄 때
④ 의료기관 개설자가 될 수 없는 자에게 고용되어 의료행위를 한 때
⑤ 면허를 대여한 경우

해설 **제65조(면허 취소와 재교부)** ① 보건복지부장관은 의료인이 다음 각 호의 어느 하나에 해당할 경우에는 그 면허를 취소할 수 있다. 다만, 제1호 · 제8호의 경우에는 면허를 취소하여야 한다.
3. 제4조의3 제1항을 위반하여 면허를 대여한 경우

**129.** 의료법」상 의료인의 면허를 취소할 수 있는 경우가 아닌 것은?

① 면허를 대여한 경우
② 의료인의 품위를 심하게 손상시키는 행위
③ 자격 정지 처분 기간 중에 의료행위를 한 경우
④ 향정신성의약품 중독자
⑤ 일회용 의료기기를 재사용하여 사람의 생명 또는 신체에 중대한 위해를 발생하게 한 경우

해설 **제66조(자격정지 등)** 1. 의료인의 품위를 심하게 손상시키는 행위를 한 때

**130.** 「의료법」상 의료인의 품위를 심하게 손상시키는 행위를 한 경우 행정처분은?

① 경고처분 ② 면허취소 ③ 시정명령
④ 자격정지 ⑤ 과태료 부과

해설 **제66조(자격정지 등)** ① 보건복지부장관은 의료인이 다음 각 호의 어느 하나에 해당하면(제65조제1항제2호의2에 해당하는 경우는 제외한다) 1년의 범위에서 면허자격을 정지시킬 수 있다. 이 경우 의료기술과 관련한 판단이 필요한 사항에 관하여는 관계 전문가의 의견을 들어 결정할 수 있다.
1. 의료인의 품위를 심하게 손상시키는 행위를 한 때

**131.** 「의료법」상 보건복지부장관이 의료인 면허의 효력을 정지할 수 있는 내용으로 옳은 것은?

① 의료법에 따른 명령을 위반한 때
② 실태와 취업상항을 신고하지 아니한 때
③ 의료인의 품위를 심하게 손상시키는 행위를 한 때
④ 진단서 · 검안서 또는 증명서를 거짓으로 작성하여 내줄 때
⑤ 의료기관 개설자가 될 수 없는 자에게 고용되어 의료행위를 한 때

해설 **제66조(자격정지 등)** ④ 보건복지부장관은 의료인이 제25조에 따른 신고를 하지 아니한 때에는 신고할 때까지 면허의 효력을 정지할 수 있다.

정답

128. ⑤ 129. ② 130. ④
131. ②

**132.** 「의료법」상 의료인의 품위손상 행위의 범위는 무엇으로 정하는가?

① 조례 ② 총리령
③ 시행규칙 ④ 대통령령
⑤ 보건복지부령

해설 **제66조(자격정지 등)** 1. 의료인의 품위를 심하게 손상시키는 행위를 한 때
② 제1항제1호에 따른 행위의 범위는 대통령령으로 정한다.

**133.** 「의료법」상 의료인의 면허자격 정지 기간은?

① 1년 이내 ② 2년 이내 ③ 3년 이내
④ 4년 이내 ⑤ 5년 이내

해설 **제66조(자격정지 등)** ① 보건복지부장관은 의료인이 다음 각 호의 어느 하나에 해당하면(제65조제1항제2호의2에 해당하는 경우는 제외한다) 1년의 범위에서 면허자격을 정지시킬 수 있다.

**134.** 「의료법」상 의료인의 자격정지 처분에 해당하는 것은?

① 피한정후견인
② 면허를 대여한 경우
③ 3회 이상 정지처분을 받았을 때
④ 금고 이상의 형의 선고유예를 받고 그 유예기간 중에 있는 자
⑤ 관련 서류를 위조 · 변조하거나 속임수 등 부정한 방법으로 진료비를 거짓 청구한 때

해설 **제66조(자격정지 등)** ① 보건복지부장관은 의료인이 다음 각 호의 어느 하나에 해당하면(제65조제1항제2호의2에 해당하는 경우는 제외한다) 1년의 범위에서 면허자격을 정지시킬 수 있다. 이 경우 의료기술과 관련한 판단이 필요한 사항에 관하여는 관계 전문가의 의견을 들어 결정할 수 있다.
7. 관련 서류를 위조 · 변조하거나 속임수 등 부정한 방법으로 진료비를 거짓 청구한 때

**135.** 「의료법」상 의료인의 자격정지 처분 사유는?

① 면허증을 빌려 준 경우
② 피한정후견인 선고를 받을 때
③ 마약, 대마 중독자
④ 의료기사가 아닌 자에게 의료기사의 업무를 하게한 때
⑤ 자격정지 처분 기간 중 의료행위를 한 때

해설 **제66조(자격정지 등)** ① 보건복지부장관은 의료인이 다음 각 호의 어느 하나에 해당하면(제65조제1항제2호의2에 해당하는 경우는 제외한다) 1년의 범위에서 면허자격을 정지시킬 수 있다. 이 경우 의료기술과 관련한 판단이 필요한 사항에 관하여는 관계 전문가의 의견을 들어 결정할 수 있다.
6. 의료기사가 아닌 자에게 의료기사의 업무를 하게 하거나 의료기사에게 그 업무 범위를 벗어나게 한 때

**정답**

132. ④ 133. ① 134. ⑤
135. ④

**136.** 「의료법」상 의료인 면허의 자격정지 요건에 해당하는 것은?

> 가. 면허증을 대여한 때
> 나. 진료기록부 등을 거짓으로 작성한 때
> 다. 면허조건을 이행하지 아니한 경우
> 라. 의료기관 개설자가 될 수 없는 자에게 고용되어 진료하는 행위

① 가, 나, 다 ② 가, 다 ③ 나, 라
④ 라 ⑤ 가, 나, 다, 라

해설 **제66조(자격정지 등)**
2. 의료기관 개설자가 될 수 없는 자에게 고용되어 의료행위를 한 때
2의2. 제4조제6항을 위반한 때
3. 제17조제1항 및 제2항에 따른 진단서 · 검안서 또는 증명서를 거짓으로 작성하여 내주거나 제22조제1항에 따른 진료기록부등을 거짓으로 작성하거나 고의로 사실과 다르게 추가기재 · 수정한 때

**137.** 「의료법」상 의료인의 자격정지에 관한 사항으로 옳은 것은?

> 가. 의료인으로서 심히 그 품위를 손상시키는 행위를 한 때
> 나. 의료기관의 개설자가 될 수 없는 자에게 고용되어 의료행위를 한 때
> 다. 진단서, 검안서 또는 증명서를 허위로 작성하여 교부한 때
> 라. 관련서류를 위조, 변조하거나 사위 그 밖의 부정한 방법으로 진료비를 허위 청구한 때

① 가, 나, 다 ② 가, 다 ③ 나, 라
④ 라 ⑤ 가, 나, 다, 라

해설 **제66조(자격정지 등)**
1. 의료인의 품위를 심하게 손상시키는 행위를 한 때
2. 의료기관 개설자가 될 수 없는 자에게 고용되어 의료행위를 한 때
2의2. 제4조제6항을 위반한 때
3. 제17조제1항 및 제2항에 따른 진단서 · 검안서 또는 증명서를 거짓으로 작성하여 내주거나 제22조제1항에 따른 진료기록부등을 거짓으로 작성하거나 고의로 사실과 다르게 추가기재 · 수정한 때
7. 관련 서류를 위조 · 변조하거나 속임수 등 부정한 방법으로 진료비를 거짓 청구한 때

**138.** 「의료법」상 의료인 중앙회장이 중앙회의 윤리위원회의 심의, 의결을 거쳐 보건복지부장관에게 자격정지 처분을 요구할 수 있다. 그 사유는?

① 의료법에 의한 명령을 위반한 경우
② 부정한 방법으로 진료비를 거짓 청구 한 때
③ 의료인의 품위를 심하게 손상시키는 행위를 할 때
④ 태아 성 감별 금지 위반 한 때
⑤ 의료기관 개설자가 될 수 없는 자에게 고용되어 의료행위를 한 때

해설 **제66조의2(중앙회의 자격정지 처분 요구 등)** 각 중앙회의 장은 의사 · 치과의사 · 한의사 또는 조산사가 제66조제1항제1호(의료인의 품위를 심하게 손상시키는 행위를 한 때)에 해당하는 경우에는 각 중앙회의 윤리위원회의 심의 · 의결을 거쳐 보건복지부장관에게 자격정지 처분을 요구할 수 있다.

정답

136. ③ 137. ⑤ 138. ③

**139.** 「의료법」상 의료인의 품위손상행위에 해당하지 않는 것은?

① 학문적으로 인정되지 아니한 진료행위
② 비도덕적인 진료행위
③ 거짓 또는 과장하여 제공하는 행위
④ 의료기사가 아닌 자에게 의료기사의 업무를 시킬 경우
⑤ 전공의 선발 등 직무와 관련하여 금품을 수수하는 행위

해설 **시행령 제32조(의료인의 품위 손상 행위의 범위)** ① 법 제66조제2항에 따른 의료인의 품위 손상 행위의 범위는 다음 각 호와 같다.
1. 학문적으로 인정되지 아니하는 진료행위(조산 업무와 간호 업무를 포함한다)
2. 비도덕적 진료행위
3. 거짓 또는 과대 광고행위
4. 불필요한 검사 · 투약(投藥) · 수술 등 지나친 진료행위를 하거나 부당하게 많은 진료비를 요구하는 행위
5. 전공의(專攻醫)의 선발 등 직무와 관련하여 부당하게 금품을 수수하는 행위
6. 다른 의료기관을 이용하려는 환자를 영리를 목적으로 자신이 종사하거나 개설한 의료기관으로 유인하거나 유인하게 하는 행위
7. 자신이 처방전을 발급하여 준 환자를 영리를 목적으로 특정 약국에 유치하기 위하여 약국개설자나 약국에 종사하는 자와 담합하는 행위

**140.** 「의료법」상 보건복지부장관이나 시장 · 군수 · 구청장은 의료기관의 개설 허가의 취소 또는 의료기관 폐업에 해당할 때 의료업 정지처분에 갈음하여 할 수 있는 조치는?

① 면허취소 ② 벌금처분 ③ 자격정지
④ 과태료 처분 ⑤ 과징금 처분

해설 **제67조(과징금 처분)** ① 보건복지부장관이나 시장 · 군수 · 구청장은 의료기관이 제64조제1항 각 호의 어느 하나에 해당할 때에는 대통령령으로 정하는 바에 따라 의료업 정지 처분을 갈음하여 10억원 이하의 과징금을 부과할 수 있으며, 이 경우 과징금은 3회까지만 부과할 수 있다. 다만, 동일한 위반행위에 대하여 「표시 · 광고의 공정화에 관한 법률」 제9조에 따른 과징금 부과처분이 이루어진 경우에는 과징금(의료업 정지 처분을 포함한다)을 감경하여 부과하거나 부과하지 아니할 수 있다.

**141.** 「의료법」상 의료법에서 의료인의 의무 중 피해자의 고소가 있어야 공소제기를 할 수 있는 위반 사항은?

① 진료거부 ② 정보누설
③ 태아 성 감별행위 ④ 진단서교부 거부
⑤ 처방전교부 거부

해설 **제88조(벌칙)** 다만, 제19조(정보누설금지), 제21조(기록열람)제2항(제40조의2제4항에서 준용하는 경우를 포함한다) 또는 제69조(의료지도원)제3항을 위반한 자에 대한 공소는 고소가 있어야 한다.

정답

139. ④ 140. ⑤ 141. ②

# 02

# 의료기사 등에 관한 법률

《 의료기사 등에 관한 법률

# 예상문제

**01.** 의료기사 등에 관한 법률의 목적으로 옳은 것은?

① 의료의 적정 및 국민의 건강을 보호 증진함
② 의료기사의 자격 · 면허취소 등에 관하여 필요한 사항을 규정함
③ 국민의료에 관하여 필요한 사항을 규정함으로써 보건의료의 효율적인 이용을 증진함
④ 의료기사 · 보건의료정보관리사 · 안경사의 자격 · 면허 등에 관하여 필요한 사항을 정함으로써 국민의 보건 및 의료향상에 이바지함
⑤ 보건의료에 관하여 필요한 사항을 규정함으로써 국민보건 및 국민의 건강을 보호 증진함

해설 **제1조(목적)** 이 법은 의료기사, 보건의료정보관리사 및 안경사의 자격 · 면허 등에 관하여 필요한 사항을 정함으로써 국민의 보건 및 의료 향상에 이바지함을 목적으로 한다.

**02.** 「의료기사 등에 관한 법률」상 의사 또는 치과의사의 지도아래 의화학적(醫化學的) 검사에 종사하지 않는 직렬은?

① 안경사 ② 방사선사
③ 물리치료사 ④ 작업치료사
⑤ 치과위생사

해설 **제1조의2(정의)** 3. "안경사"란 안경(시력보정용에 한정한다. 이하 같다)의 조제 및 판매와 콘택트렌즈(시력보정용이 아닌 경우를 포함한다. 이하 같다)의 판매를 주된 업무로 하는 사람을 말한다.

**03.** 「의료기사 등에 관한 법률」상 법률에 적용받지 않는 사람은?

① 임상병리사 ② 방사선사
③ 보건의료정보관리사 ④ 응급구조사
⑤ 안경사

해설 **제1조의2(정의)** 이 법에서 사용하는 용어의 뜻은 다음과 같다.

1. "의료기사"란 의사 또는 치과의사의 지도 아래 진료나 의화학적(醫化學的) 검사에 종사하는 사람을 말한다.
2. "보건의료정보관리사"란 의료 및 보건지도 등에 관한 기록 및 정보의 분류 · 확인 · 유지 · 관리를 주된 업무로 하는 사람을 말한다.
3. "안경사"란 안경(시력보정용에 한정한다. 이하 같다)의 조제 및 판매와 콘택트렌즈(시력보정용이 아닌 경우를 포함한다. 이하 같다)의 판매를 주된 업무로 하는 사람을 말한다.

정답

01. ④ 02. ① 03. ④

**04.** 「의료기사 등에 관한 법률」상 의사 또는 치과의사의 지도 아래 진료나 의화학적(醫化學的) 검사에 종사하는 사람은?

① 안경사 ② 의료기사
③ 응급구조사 ④ 의무기록사
⑤ 보건의료정보관리사

해설 **제1조의2(정의)** 1. "의료기사"란 의사 또는 치과의사의 지도 아래 진료나 의화학적(醫化學的) 검사에 종사하는 사람을 말한다.

**05.** 「의료기사 등에 관한 법률」상 임상병리사의 업무가 아닌 것은?

① 혈액의 수혈업무
② 검사용 시약의 조제
③ 혈액의 제조 및 보존업무
④ 가검물의 검사 및 생리학적 검사
⑤ 방사선 동위원소를 사용한 검사물 분야 검사

해설 **시행령 [별표 1] 의료기사, 보건의료정보관리사 및 안경사의 업무 범위(제2조제1항 관련)** 1. 임상병리사

가. 기생충학 · 미생물학 · 법의학 · 병리학 · 생화학 · 세포병리학 · 수혈의학 · 요화학(尿化學) · 혈액학 · 혈청학 분야, 방사성동위원소를 사용한 검사물 분야 및 기초대사 · 뇌파 · 심전도 · 심폐기능 등 생리기능 분야의 화학적 · 생리학적 검사에 관한 다음의 구분에 따른 업무
1) 검사물 등의 채취 · 검사
2) 검사용 시약의 조제
3) 기계 · 기구 · 시약 등의 보관 · 관리 · 사용
4) 혈액의 채혈 · 제제 · 제조 · 조작 · 보존 · 공급
나. 그 밖의 화학적 · 생리학적 검사

**06.** 의료기사 등의 업무가 옳지 않은 것은?

① 임상병리사: 각종 화학적 또는 생리학적 검사
② 물리치료사: 신체의 교정 및 재활을 위한 물리요법적 치료
③ 작업치료사: 신체적 · 정신적 기능장애를 회복시키기 위한 작업요법적 치료
④ 치과위생사: 보철물의 제작, 수리
⑤ 방사선사: 방사선 등의 취급 또는 검사 및 방사선 등 관련 기기의 취급 또는 관리

해설 **제2조(의료기사의 종류 및 업무)** 6. 치과위생사: 치아 및 구강질환의 예방과 위생 관리 등

정답

04. ② 05. ① 06. ④

**07.** 「의료기사 등에 관한 법률」상 임상병리사의 업무 범위로 옳은 것은?

① 검사용 시약의 판매
② 진료 통계 관리 및 암 등록
③ 질병 · 사인 · 의료행위의 분류
④ 의료영상진단기와 초음파진단기의 취급
⑤ 혈액의 채혈 · 제제 · 제조 · 조작 · 보존 · 공급

해설 **시행령 [별표 1] 의료기사, 보건의료정보관리사 및 안경사의 업무 범위(제2조제1항 관련)** 2. 임상병리사
4) 혈액의 채혈 · 제제 · 제조 · 조작 · 보존 · 공급

**08.** 「의료기사 등에 관한 법률」상 의료기사 등에 관한 설명으로 옳은 것은?

① 의료기사의 종류는 7종류이다.
② 의료기사 등의 업무의 범위와 한계는 보건복지부령으로 정한다.
③ 방사성동위원소를 사용한 검사물 분야는 임상병리사의 업무이다.
④ 안경사 및 보건의료정보관리사는 의사의 지도를 받는다.
⑤ 치기공사의 주된 업무는 치아 및 구강질환의 예방과 관리이다.

해설 **제2조(의료기사의 종류 및 업무)** ① 의료기사의 종류는 임상병리사, 방사선사, 물리치료사, 작업치료사, 치과기공사 및 치과위생사로 한다.
**시행령 제2조(의료기사, 보건의료정보관리사 및 안경사의 업무 범위 등)** 임상병리사
가. 기생충학 · 미생물학 · 법의학 · 병리학 · 생화학 · 세포병리학 · 수혈의학 · 요화학(尿化學) · 혈액학 · 혈청학 분야, 방사성동위원소를 사용한 검사물 분야 및 기초대사 · 뇌파 · 심전도 · 심폐기능 등 생리기능 분야의 화학적 · 생리학적 검사에 관한 다음의 구분에 따른 업무

**09.** 「의료기사 등에 관한 법률」상 임상병리사의 구체적인 업무 범위로 옳지 않은 것은?

① 검사용 시약의 조제
② 검사물 등의 채취 · 검사
③ 진단용 시약의 제조 및 판매
④ 기계 · 기구 · 시약 등의 보관 · 관리 · 사용
⑤ 혈액의 채혈 · 제제 · 제조 · 조작 · 보존 · 공급

해설 **시행령 제2조(의료기사, 보건의료정보관리사 및 안경사의 업무 범위 등)** 임상병리사
가. 기생충학 · 미생물학 · 법의학 · 병리학 · 생화학 · 세포병리학 · 수혈의학 · 요화학(尿化學) · 혈액학 · 혈청학 분야, 방사성동위원소를 사용한 검사물 분야 및 기초대사 · 뇌파 · 심전도 · 심폐기능 등 생리기능 분야의 화학적 · 생리학적 검사에 관한 다음의 구분에 따른 업무
1) 검사물 등의 채취 · 검사
2) 검사용 시약의 조제
3) 기계 · 기구 · 시약 등의 보관 · 관리 · 사용
4) 혈액의 채혈 · 제제 · 제조 · 조작 · 보존 · 공급
나. 그 밖의 화학적 · 생리학적 검사

정답

07. ⑤ 08. ③ 09. ③

**10.** 「의료기사 등에 관한 법률」상 임상병리사의 업무범위로 옳지 않은 것은?

① 시약의 보관
② 혈액의 공급
③ 생리학적 진단
④ 검사물등의 채취
⑤ 검사용시약의 조제

해설 **시행령 제2조(의료기사, 보건의료정보관리사 및 안경사의 업무 범위 등)** 임상병리사
나. 그 밖의 화학적 · 생리학적 검사

**11.** 「의료기사 등에 관한 법률」상 임상병리사의 구체적인 업무 범위가 아닌 것은?

① 검사용 시약의 조제
② 검사물 등의 채취 · 검사
③ 혈액의 채혈 · 제제 · 보존
④ 방사선 등 관련 기기의 취급
⑤ 기계 · 기구 · 시약 등의 보관 · 관리

해설 **제2조(의료기사의 종류 및 업무)** ② 의료기사는 종별에 따라 다음 각 호의 업무 및 이와 관련하여 대통령령으로 정하는 업무를 수행한다.
2. 방사선사: 방사선 등의 취급 또는 검사 및 방사선 등 관련 기기의 취급 또는 관리

**12.** 「의료기사 등에 관한 법률」상 의료기사의 종별에 따르는 업무의 범위와 한계를 정하는 것은?

① 법률
② 대통령령
③ 보건복지부령
④ 조례
⑤ 규칙

해설 **제3조(업무 범위와 한계)** 의료기사, 보건의료정보관리사 및 안경사(이하 "의료기사등")의 구체적인 업무의 범위와 한계는 대통령령으로 정한다.

**13.** 「의료기사 등에 관한 법률」상 임상병리사가 되려면 누구의 면허를 받아야 하는가?

① 대통령
② 보건복지부장관
③ 도지사
④ 국가시험위원장
⑤ 임상병리사협회장

해설 **제4조(면허)** ① 의료기사등이 되려면 다음 각 호의 어느 하나에 해당하는 사람으로서 의료기사등의 국가시험(이하 "국가시험")에 합격한 후 보건복지부장관의 면허를 받아야 한다.

정답

10. ③ 11. ④ 12. ② 13. ②

**14.** 「의료기사 등에 관한 법률」상 임상병리사의 면허응시 자격에 해당되는 것은?

① 대학병원에서 1년간 수습을 마친 자
② 전문대학과정 이상 임상병리 교육과정을 이수한 자
③ 보건복지부장관이 인정하는 외국의 교육과정을 졸업한 자
④ 대학 · 산업대학 · 전문대학에서 취득하려는 면허에 상응하는 보건의료에 관한 학문을 전공한 자
⑤ 면허에 상응하는 보건의료에 관한 학문을 전공하고 보건복지부령으로 정하는 현장실습과목을 이수하여 졸업한 사람

해설 **제4조(면허)** ① 의료기사등이 되려면 다음 각 호의 어느 하나에 해당하는 사람으로서 의료기사등의 국가시험(이하 "국가시험"이라 한다)에 합격한 후 보건복지부장관의 면허를 받아야 한다.

1. 「고등교육법」 제2조에 따른 대학 · 산업대학 · 전문대학(이하 "대학등"이라 한다)에서 취득하려는 면허에 상응하는 보건의료에 관한 학문을 전공하고 보건복지부령으로 정하는 현장실습과목을 이수하여 졸업한 사람. 다만, 보건의료정보관리사의 경우 「고등교육법」 제11조의2에 따른 인정기관(이하 "인정기관"이라 한다)의 보건의료정보관리사 교육과정 인증을 받은 대학등에서 보건의료정보 관련 학문을 전공하고 보건복지부령으로 정하는 교과목을 이수하여 졸업한 사람이어야 한다.
4. 외국의 제1호에 해당하는 학교(보건복지부장관이 정하여 고시하는 인정기준에 해당하는 학교를 말한다)와 같은 수준 이상의 교육과정을 이수하고 외국의 해당 의료기사등의 면허를 받은 사람

**15.** 「의료기사 등에 관한 법률」상 의료기사 등의 면허 결격사유가 아닌 것은?

① 정신질환자 ② 마약류 중독자
③ 피성년후견인 ④ 피한정후견인
⑤ 금고 이상의 형의 선고를 받고 그 집행이 끝난 자

해설 **제5조(결격사유)** 다음 각 호의 어느 하나에 해당하는 사람에 대하여는 의료기사등의 면허를 하지 아니한다.

1. 「정신건강증진 및 정신질환자 복지서비스 지원에 관한 법률」 제3조제1호에 따른 정신질환자. 다만, 전문의가 의료기사등으로서 적합하다고 인정하는 사람의 경우에는 그러하지 아니하다.
2. 「마약류 관리에 관한 법률」에 따른 마약류 중독자
3. 피성년후견인, 피한정후견인
4. 이 법 또는 「형법」 중 제234조, 제269조, 제270조제2항부터 제4항까지, 제317조제1항, 「보건범죄 단속에 관한 특별조치법」, 「지역보건법」, 「국민건강증진법」, 「후천성면역결핍증 예방법」, 「의료법」, 「응급의료에 관한 법률」, 「시체해부 및 보존에 관한 법률」, 「혈액관리법」, 「마약류 관리에 관한 법률」, 「모자보건법」 또는 「국민건강보험법」을 위반하여 금고 이상의 실형을 선고받고 그 집행이 끝나지 아니하거나 면제되지 아니한 사람

**16.** 「의료기사 등에 관한 법률」상 임상병리사의 결격사유에 해당하는 것은?

① 시각장애인 ② 지체장애인 ③ 한정후견인
④ 마약류 중독자 ⑤ 파산선고자

해설 **제5조(결격사유)** 2. 「마약류 관리에 관한 법률」에 따른 마약류 중독자

정답

14. ⑤ 15. ⑤ 16. ④

**17.** 「의료기사 등에 관한 법률」상 임상병리기사 국가시험은 누가 실시하는가?

① 교육부장관 ② 교수협의회 회장
③ 임상병리사협회장 ④ 대통령
⑤ 보건복지부장관

해설 **제6조(국가시험)** ① 국가시험은 대통령령으로 정하는 바에 따라 해마다 1회 이상 보건복지부장관이 실시한다.

**18.** 「의료기사 등에 관한 법률」상 의료기사 등의 국가시험 실시에 필요한 사항을 공고하여야 하는 자는?

① 중앙회장 ② 질병관리청장
③ 인사혁신처장 ④ 보건복지부장관
⑤ 국가시험관리기관의 장

해설 **시행령 제4조(국가시험의 시행과 공고)** ① 보건복지부장관은 법 제6조제2항에 따라 「한국보건의료인국가시험원법」에 따른 한국보건의료인국가시험원(이하 "국가시험관리기관"이라 한다)으로 하여금 국가시험을 관리하도록 한다.
② 국가시험관리기관의 장은 국가시험을 실시하려는 경우에는 미리 보건복지부장관의 승인을 받아 시험일시 · 시험장소 · 시험과목, 응시원서 제출기간, 그 밖에 시험 실시에 필요한 사항을 시험일 90일 전까지 공고하여야 한다. 다만, 시험장소는 지역별 응시인원이 확정된 후 시험일 30일 전까지 공고할 수 있다.

**19.** 「의료기사 등에 관한 법률」상 임상병리사의 국가시험의 출제방법, 과목별 배점비율을 정하는 자는?

① 국립보건원장 ② 국가시험관리기관의 장
③ 교육부장관 ④ 질병관리청장
⑤ 중앙회의 장

해설 **시행규칙 제9조(합격자 결정 등)** ② 국가시험의 출제방법, 과목별 배점비율, 그 밖에 시험 시행에 필요한 사항은 영 제4조제1항에 따라 보건복지부장관이 지정 · 고시하는 관계 전문기관(이하 "국가시험관리기관")의 장이 정한다.

**20.** 「의료기사 등에 관한 법률」상 임상병리사 국가시험의 시험일시 · 시험과목, 응시원서 제출기간 등은 시험실시 며칠 전까지 공고를 하여야 하는가?

① 10일 전 ② 30일 전 ③ 60일 전
④ 90일 전 ⑤ 120일 전

해설 **시행령 제4조(국가시험의 시행과 공고)** ② 국가시험관리기관의 장은 국가시험을 실시하려는 경우에는 미리 보건복지부장관의 승인을 받아 시험일시 · 시험장소 · 시험과목, 응시원서 제출기간, 그 밖에 시험 실시에 필요한 사항을 시험일 90일 전까지 공고하여야 한다. 다만, 시험장소는 지역별 응시인원이 확정된 후 시험일 30일 전까지 공고할 수 있다.

정답

17. ⑤ 18. ⑤ 19. ② 20. ④

**21.** 「의료기사 등에 관한 법률」상 의료기사 국가시험의 시험위원 임명과 위촉은 누가 하는가?

① 시 · 도지사
② 국가시험관리기관의 장
③ 당해 의료기사협회장
④ 보건복지부장관
⑤ 질병관리청장

해설 **시행령 제5조(시험위원)** 국가시험관리기관의 장은 국가시험을 실시할 때마다 시험과목별로 전문지식을 갖춘 사람 중에서 시험위원을 위촉한다.

**22.** 「의료기사 등에 관한 법률」상 임상병리사 국가시험 응시원서는 누구에게 제출해야 하는가?

① 보건복지부장관
② 국립보건원장
③ 행정안전부장관
④ 임상병리사협회장
⑤ 국가시험관리기관의 장

해설 **시행령 제6조(국가시험의 응시)** 국가시험에 응시하려는 사람은 국가시험관리기관의 장이 정하는 응시원서를 국가시험관리기관의 장에게 제출하여야 한다.

**23.** 「의료기사 등에 관한 법률」상 임상병리사 국가시험의 필기시험 합격자 결정은?

① 매 과목 만점의 60% 이상
② 전 과목 총점의 80% 이상
③ 이론과 실기시험에서 각각 40% 이상
④ 각 과목 만점의 60% 이상, 전 과목 총점의 40% 이상
⑤ 각 과목 40% 이상, 전 과목 총점의 60% 이상, 실기시험은 만점의 60% 이상

해설 **시행규칙 제9조(합격자 결정 등)** ① 영 제3조제1항에 따른 의료기사등의 국가시험(이하 "국가시험"이라 한다)의 합격자는 필기시험에서는 각 과목 만점의 40퍼센트 이상 및 전 과목 총점의 60퍼센트 이상 득점한 사람으로 하고, 실기시험에서는 만점의 60퍼센트 이상 득점한 사람으로 한다.

**24.** 「의료기사 등에 관한 법률」상 임상병리사의 국가시험에 관한 설명으로 옳지 않은 것은?

① 보건복지부장관이 실시한다.
② 국가시험관리기관의 장이 관리한다.
③ 필기시험과 실기시험은 병합하여 실시할 수 있다.
④ 시험 장소는 지역별 응시인원 확정한 후 시험실시 30일 전까지 공고한다.
⑤ 국가시험의 출제방법, 과목별 배점비율은 기타 시험의 시행에 관한 필요한 사항은 중앙회장이 정한다.

해설 **시행규칙 제9조(합격자 결정 등)** ② 국가시험의 출제방법, 과목별 배점비율, 그 밖에 시험 시행에 필요한 사항은 영 제4조제1항에 따라 보건복지부장관이 지정 · 고시하는 관계 전문기관(이하 "국가시험관리기관")의 장이 정한다.

정답

21. ② 22. ⑤ 23. ⑤
24. ⑤

**25.** 「의료기사 등에 관한 법률」상 의료기사 등에 대한 국가시험에서 필기시험과 실기시험을 병합하여 실시할 수 있는 사람은?

① 중앙회장 ② 시 · 도지사
③ 질병관리청장 ④ 보건복지부장관
⑤ 국가시험관리기관의 장

해설 **시행령 제3조(국가시험의 범위)** ② 국가시험은 필기시험과 실기시험으로 구분하여 실시하되, 실기시험은 필기시험 합격자에 대해서만 실시한다. 다만, 보건복지부장관이 필요하다고 인정하는 경우에는 필기시험과 실기시험을 병합하여 실시할 수 있다.

**26.** 「의료기사 등에 관한 법률」상 국가시험의 응시자격에 제한을 받지 않는 자는?

① 마약류 중독자
② 파산선고 받고 복권되지 아니한 자
③ 부정한 방법으로 국가시험에 응시한 자
④ 국가시험에 관하여 부정행위를 한 자
⑤ 의료기사 등의 결격사유에 해당한 자

해설 **제7조(응시자격의 제한 등)** ① 제5조(결격사유) 각 호의 어느 하나에 해당하는 사람은 국가시험에 응시할 수 없다.
② 부정한 방법으로 국가시험에 응시한 사람 또는 국가시험에 관하여 부정행위를 한 사람에 대하여는 그 시험을 정지시키거나 합격을 무효로 한다.

**27.** 「의료기사 등에 관한 법률」상 부정한 방법으로 국가시험에 응시한 사람의 경우 그 다음에 치러지는 국가시험 응시를 몇 회 범위에서 제한할 수 있는가?

① 1회 ② 2회 ③ 3회
④ 4회 ⑤ 5회

해설 **제7조(응시자격의 제한 등)** ③ 보건복지부장관은 제2항에 따라 시험이 정지되거나 합격이 무효가 된 사람에 대하여 처분의 사유와 위반 정도 등을 고려하여 보건복지부령으로 정하는 바에 따라 그 다음에 치러지는 국가시험 응시를 3회의 범위에서 제한할 수 있다.

**28.** 「의료기사 등에 관한 법률」상 의료기사 등의 면허의 등록과 면허증에 관하여 필요한 사항은 어디에서 규정하고 있는가?

① 각 협회의 정관 ② 보건복지부령
③ 의료기사단체 정관 ④ 국무총리령
⑤ 질병관리청 정관

해설 제8조(면허의 등록 등) ② 제1항에 따른 면허의 등록과 면허증에 관하여 필요한 사항은 보건복지부령으로 정한다.

정답

25. ④ 26. ② 27. ③
28. ②

**29.**「의료기사 등에 관한 법률」상 국가시험 응시제한의 횟수가 1회인 것은?

① 시험 중에 대화, 손동작으로 의사소통 행위
② 다른 사람의 문제지를 엿보고 답안지 작성하는 행위
③ 대리시험 치르게 하는 행위
④ 답안지를 다른 응시한 사람과 교환하는 행위
⑤ 답안을 다른 사람에게 알려주거나 알고 시험을 치른 행위 3회

해설 **시행규칙 [별표 2] 국가시험 응시제한의 기준(제10조 관련)**

| 응시제한 횟수 | 시험정지 · 합격무효 처분의 사유 및 위반의 정도 |
|---|---|
| 1회 | 가. 시험 중에 대화, 손동작 또는 소리 등으로 서로 의사소통을 하는 행위<br>나. 허용되지 아니한 자료를 가지고 있거나 이용하는 행위 |
| 2회 | 가. 시험 중에 다른 응시한 사람의 답안지(실기작품의 제작방법을 포함한다. 이하 같다) 또는 문제지를 엿보고 자신의 답안지를 작성하는 행위<br>나. 시험 중에 다른 응시한 사람을 위하여 답안 등을 알려주거나 엿보게 하는 행위<br>다. 다른 사람으로부터 도움을 받아 답안지를 작성하거나 다른 응시한 사람의 답안지 작성에 도움을 주는 행위<br>라. 답안지를 다른 응시한 사람과 교환하는 행위<br>마. 시험 중에 허용되지 아니한 전자장비, 통신기기, 전자계산기기 등을 사용하여 답안을 전송하거나 작성하는 행위<br>바. 시험 중에 시험문제 내용과 관련된 물건(시험 관련 교재 및 요약자료를 포함한다)을 주고받는 행위 |
| 3회 | 가. 대리시험을 치르거나 치르게 하는 행위<br>나. 사전에 시험문제 또는 답안을 타인에게 알려주거나 알고 시험을 치른 행위 |

**30.**「의료기사 등에 관한 법률」상 보건복지부장관은 면허증의 발급 신청을 받았을 때 몇 일 이내로 발급하여야 하는가?

① 7일 ② 14일 ③ 21일
④ 30일 ⑤ 90일

해설 **시행규칙 제12조(면허증의 발급)** ③ 보건복지부장관은 제1항에 따라 면허증의 발급 신청을 받았을 때에는 그 신청인에게 면허증 발급을 신청받은 날부터 14일 이내에 종류에 따라 각각 별지 제3호서식의 면허증을 발급하여야 한다.

**31.**「의료기사 등에 관한 법률」상 대학등에서 취득하려는 면허에 상응하는 교육과정을 이수하기 위하여(　　) 중에 있는 자는 의료기사 등의 업무를 행할 수 있다. (　　) 안에 들어갈 알맞은 말은?

① 연구 ② 학습 ③ 실습
④ 기술 연마 ⑤ 취업 준비

해설 **제9조(무면허자의 업무금지 등)** ① 의료기사등이 아니면 의료기사등의 업무를 하지 못한다. 다만, 대학등에서 취득하려는 면허에 상응하는 교육과정을 이수하기 위하여 실습 중에 있는 사람의 실습에 필요한 경우에는 그러하지 아니하다.

정답

29. ① 30. ② 31. ③

**32.** 「의료기사 등에 관한 법률」상 면허없이 의료기사등의 업무를 수행할 수 있는 자는?

① 면허증은 없으나 의료기사업무에 숙달된 자
② 면허 없이 보건복지부장관이 지정한 기관에서 수습 중인 자
③ 면허증을 대여받아 의료기사 등의 업무를 수행하는 자
④ 면허 없이 의료기사의 지도하에 의료기사 업무를 수행하는 자
⑤ 대학 등에서 해당 면허 취득을 위한 교육과정 이수를 위해 실습 중인 자

해설 **제9조(무면허자의 업무금지 등)** ① 의료기사등이 아니면 의료기사등의 업무를 하지 못한다. 다만, 대학등에서 취득하려는 면허에 상응하는 교육과정을 이수하기 위하여 실습 중에 있는 사람의 실습에 필요한 경우에는 그러하지 아니하다.

**33.** 「의료기사 등에 관한 법률」상 의료기사 등의 법률에서 실태와 취업상황을 누구에게 신고하는가?

① 도지사 ② 질병관리청장 ③ 보건소장
④ 보건복지부장관 ⑤ 시장 · 군수 · 구청장

해설 **제11조(실태 등의 신고)** ① 의료기사등은 대통령령으로 정하는 바에 따라 최초로 면허를 받은 후부터 3년마다 그 실태와 취업상황을 보건복지부장관에게 신고하여야 한다.

**34.** 「의료기사 등에 관한 법률」상 의료기사 중 치과의사의 지도하에 단독으로 업무를 할 수 있는 곳을 개설할 수 있는 자는?

① 안경사 ② 치과위생사 ③ 방사선사
④ 물리치료사 ⑤ 치과기공사

해설 **제11조의2(치과기공소의 개설등록 등)** ① 치과의사 또는 치과기공사가 아니면 치과기공소를 개설할 수 없다.
② 치과의사 또는 치과기공사는 1개소의 치과기공소만을 개설할 수 있다.

**35.** 「의료기사 등에 관한 법률」상 치과기공물제작의뢰서 보존 기간은?

① 1년 ② 2년 ③ 3년
④ 5년 ⑤ 10년

해설 **시행규칙 제12조의5(치과기공물제작의뢰서)** ② 법 제11조의3제2항에 따라 치과의사 및 치과기공소 개설자는 치과기공물제작의뢰서를 각자 2년 동안 보존하여야 한다.

**36.** 「의료기사 등에 관한 법률」상 보수교육의 시간 · 방법 · 내용 등에 필요한 사항은 무엇으로 정하는가?

① 시행령 ② 대통령령 ③ 국무총리령
④ 중앙회 규정 ⑤ 보건복지부령

해설 **제20조(보수교육)** ② 제1항에 따른 보수교육의 시간 · 방법 · 내용 등에 필요한 사항은 대통령령으로 정한다.

정답

32. ⑤ 33. ④ 34. ⑤
35. ② 36. ②

**37.** 「의료기사 등에 관한 법률」상 임상병리사가 의료기관에서 업무에 종사하지 않다가 다시 업무에 종사하려는 사람 중 보수교육이 2년 유예된 경우 보수교육 시간은?

① 8시간 이상　② 12시간 이상　③ 16시간 이상
④ 20시간 이상　⑤ 30시간 이상

해설 **시행규칙 제18조(보수교육)**
가. 제3항에 따라 보수교육이 1년 유예된 경우: 12시간 이상
나. 제3항에 따라 보수교육이 2년 유예된 경우: 16시간 이상
다. 제3항에 따라 보수교육이 3년 이상 유예된 경우: 20시간 이상

**38.** 「의료기사 등에 관한 법률」상 의료기관에서 업무에 종사하지 않다가 다시 그 업무에 종사하려는 임상병리사 중 보수교육이 3년 이상 유예된 경우 받아야 하는 최소 보수교육 시간은?

① 8시간 이상　② 12시간 이상　③ 16시간 이상
④ 20시간 이상　⑤ 24시간 이상

해설 **시행규칙 제18조(보수교육)** ④ 보건기관 · 의료기관 · 치과기공소 또는 안경업소 등에서 그 업무에 종사하지 않다가 다시 그 업무에 종사하려는 사람은 제3항제1호에 따라 보수교육이 유예된 연도(보수교육이 2년 이상 유예된 경우에는 마지막 연도를 말한다)의 다음 연도에 다음 각 목의 구분에 따른 보수교육을 받아야 한다.
가. 제3항에 따라 보수교육이 1년 유예된 경우: 12시간 이상
나. 제3항에 따라 보수교육이 2년 유예된 경우: 16시간 이상
다. 제3항에 따라 보수교육이 3년 이상 유예된 경우: 20시간 이상

**39.** 「의료기사 등에 관한 법률」상 의료기사 등의 보수교육은 연간 몇 시간 이상으로 하는가?

① 5시간　② 8시간　③ 10시간
④ 12시간　⑤ 24시간

해설 **시행령 제11조(보수교육)** 1. 보수교육의 시간: 매년 8시간 이상

**40.** 「의료기사 등에 관한 법률」상 의료기사 등이 보수교육을 면제 또는 유예 받으려는 사람은 관련증명서류를 첨부하여 누구에게 제출하는가?

① 중앙회장　② 보수교육실시기관의장
③ 시장 · 군수 · 구청장　④ 시 · 도지사
⑤ 보건복지부장관

해설 **시행규칙 제18조(보수교육)** ⑥ 제2항 또는 제3항에 따라 보수교육을 면제받거나 유예받으려는 사람은 해당 연도의 보수교육 실시 전에 별지 제12호서식의 보수교육 면제 · 유예 신청서에 보수교육 면제 또는 유예의 사유를 증명할 수 있는 서류를 첨부하여 보수교육실시기관의 장에게 제출해야 한다

정답

37. ③　38. ④　39. ②
40. ②

**41.** 「의료기사 등에 관한 법률」상 의료기사 등의 보수교육에 관한 내용으로 옳지 않은 것은?

① 직업윤리에 관한 사항
② 업무 전문성 향상에 관한 사항
③ 업무 개선에 관한 사항
④ 의료 관계 법령의 준수에 관한 사항
⑤ 선진 의료기술 등의 동향 및 추세 등에 관한 사항

해설 **시행령 제11조(보수교육)** 3. 보수교육의 내용: 다음 각 목의 사항
가. 직업윤리에 관한 사항
나. 업무 전문성 향상 및 업무 개선에 관한 사항
다. 의료 관계 법령의 준수에 관한 사항
라. 그 밖에 가목부터 다목까지와 유사한 사항으로서 보건복지부장관이 보수교육에 필요하다고 인정하는 사항

**42.** 「의료기사 등에 관한 법률」상 의료기사 등의 보수교육 관계 서류를 보존해야 하는 자는?

① 보건소장
② 보건복지부장관
③ 중앙회장
④ 보수교육실시기관의 장
⑤ 대통령

해설 **시행규칙 제21조(보수교육 관계 서류의 보존)** 보수교육실시기관의 장은 다음 각 호의 서류를 3년 동안 보존하여야 한다.
1. 보수교육 대상자 명단(대상자의 교육 이수 여부가 적혀 있어야 한다)
2. 보수교육 면제자 명단
3. 그 밖에 교육 이수자가 교육을 이수하였다는 사실을 확인할 수 있는 서류

**43.** 「의료기사 등에 관한 법률」상 의료기사의 보수교육과 관련된 설명으로 옳은 것은?

① 면허증을 발급받은 신규면허 취득자는 보수교육 면제자이다.
② 보수교육 면제자는 면제신청서에 서류를 첨부하여 보건복지부장관에게 제출하여야 한다.
③ 보수교육 담당자는 교육을 받은 자에 보수교육 이수증을 발급하여야 한다.
④ 업무종사 의료기사 등은 연간 6시간 이상 보수교육을 받아야 한다.
⑤ 보수교육 실시기관장은 보수교육 면제자 명단을 5년간 보존하여야 한다.

해설 **시행규칙 제18조(보수교육)** ② 보건복지부장관은 다음 각 호의 어느 하나에 해당하는 사람에 대해서는 해당 연도의 보수교육을 면제할 수 있다.
3. 해당 연도에 법 제4조에 따라 의료기사등의 신규 면허를 받은 사람

정답

41. ⑤ 42. ④ 43. ①

**44.** 「의료기사 등에 관한 법률」상 의료기사 등의 법률에서 보수교육 면제자는?

① 군에서 해당 업무에 종사하는 의료기사
② 군 복무를 마친 자
③ 의료기사 등의 해당 전공 관련 대학원의 재학생
④ 면허 교부 후 2년이 경과하지 않은 자
⑤ 비정규직 근무자

해설 **시행규칙 제18조(보수교육)** ② 보건복지부장관은 다음 각 호의 어느 하나에 해당하는 사람에 대해서는 해당 연도의 보수교육을 면제할 수 있다.

1. 대학원 및 의학전문대학원 · 치의학전문대학원에서 해당 의료기사등의 면허에 상응하는 보건의료에 관한 학문을 전공하고 있는 사람
2. 군 복무 중인 사람(군에서 해당 업무에 종사하는 의료기사등은 제외한다)
3. 해당 연도에 법 제4조에 따라 의료기사등의 신규 면허를 받은 사람
4. 보건복지부장관이 해당 연도에 보수교육을 받을 필요가 없다고 인정하는 요건을 갖춘 사람

**45.** 「의료기사 등에 관한 법률」상 보수교육을 받는 후 보수교육 이수증을 발급하여야 하는 자는?

① 보수교육 실시기관의 장 ② 중앙회장
③ 보건소장 ④ 시 · 도지사
⑤ 시장 · 군수 · 구청장

해설 **시행규칙 제19조(보수교육 계획서 및 실적보고서 제출 등)** ③ 보수교육실시기관의 장은 보수교육을 받은 사람에게 별지 제14호서식의 보수교육 이수증을 발급하여야 한다.

**46.** 「의료기사 등에 관한 법률」상 보수교육 설명으로 옳지 않은 것은?

① 보수교육의 시간은 매년 8시간 이상이다.
② 보수교육 관계서류는 2년간 보존한다.
③ 보수교육 면제자는 면제신청서를 보수교육 실시기관장에게 제출해야 한다.
④ 보수교육의 시간 · 방법 · 내용 등에 필요한 사항은 대통령령으로 정한다.
⑤ 보건기관 등에서 업무에 종사하는 의료기사 등은 보수교육을 받아야 한다.

해설 **시행규칙 제21조(보수교육 관계 서류의 보존)** 보수교육실시기관의 장은 다음 각 호의 서류를 3년 동안 보존하여야 한다.

1. 보수교육 대상자 명단(대상자의 교육 이수 여부가 적혀 있어야 한다)
2. 보수교육 면제자 명단
3. 그 밖에 교육 이수자가 교육을 이수하였다는 사실을 확인할 수 있는 서류

**47.** 「의료기사 등에 관한 법률」상 보수교육 관계서류의 보존은?

① 1년 ② 3년 ③ 5년
④ 7년 ⑤ 10년

해설 **시행규칙 제21조(보수교육 관계 서류의 보존)** 보수교육실시기관의 장은 다음 각 호의 서류를 3년 동안 보존하여야 한다.

정답

44. ③ 45. ① 46. ② 47. ②

**48.** 「의료기사 등에 관한 법률」상 의료기사 등의 보수교육 설명 중 옳지 않은 것은?

① 보수교육의 시간은 매년 8시간 이상이다.
② 보수교육의 시간 · 방법 · 내용 등에 필요한 사항은 대통령령으로 정한다.
③ 군에서 해당 업무에 종사하는 의료기사등을 제외한 군 복무 중인 사람은 면제된다.
④ 보수교육실시기관의 장은 보수교육 면제 · 유예 확인서를 발급해야 한다.
⑤ 보수교육의 교과과정, 실시방법, 그 밖에 보수교육의 실시에 필요한 사항은 보건복지부장관이 정한다.

해설 **시행규칙 제20조(보수교육 실시방법 등)** 보수교육의 교과과정, 실시방법, 그 밖에 보수교육의 실시에 필요한 사항은 제18조제5항에 따른 평가 결과를 반영하여 보수교육실시기관의 장이 정한다.

**49.** 「의료기사 등에 관한 법률」상 의료기사가 3회 이상의 면허자격정지를 하여 면허가 취소된 경우, 보건복지부장관이 면허를 재발급 하기 위해서는 면허가 취소된 날로부터 얼마간의 기간이 필요한가?

① 6개월 ② 1년 ③ 2년
④ 3년 ⑤ 5년

해설 **제21조(면허의 취소 등)** ② 의료기사등이 면허가 취소된 후 그 처분의 원인이 된 사유가 소멸되는 등 대통령령으로 정하는 사유가 있다고 인정될 때에는 보건복지부장관은 그 면허증을 재발급할 수 있다. 다만, 제1항제3호(다른 사람에게 면허를 대여한 경우) 및 제4호(면허자격정지 또는 면허효력정지 기간에 의료기사등의 업무를 하거나 3회 이상 면허자격정지 또는 면허효력정지 처분을 받은 경우)에 따라 면허가 취소된 경우와 제5조제4호(법을 위반하여 금고 이상의 실형을 선고받고 그 집행이 끝나지 아니하거나 면제되지 아니한 사람)에 따른 사유로 면허가 취소된 경우에는 그 취소된 날부터 1년 이내에는 재발급하지 못한다.

**50.** 「의료기사 등에 관한 법률」상 다른 사람에게 면허증을 빌려준 경우와 동일한 벌칙은?

① 검사 결과를 사실과 다르게 판시하는 행위
② 품위를 현저히 손상시키는 행위
③ 의료기사 등의 업무 범위를 벗어나는 행위
④ 3회 이상 면허자격 정지 처분자
⑤ 학문적, 윤리적으로 허용되지 아니한 방법으로 업무를 하는 행위

해설 **제21조(면허의 취소 등)** ① 보건복지부장관은 의료기사등이 다음 각 호의 어느 하나에 해당하면 그 면허를 취소할 수 있다. 다만, 제1호의 경우에는 면허를 취소하여야 한다.
3. 제9조제3항을 위반하여 다른 사람에게 면허를 대여한 경우
4. 제22조제1항 또는 제3항에 따른 면허자격정지 또는 면허효력정지 기간에 의료기사등의 업무를 하거나 3회 이상 면허자격정지 또는 면허효력정지 처분을 받은 경우

정답

48. ⑤ 49. ② 50. ④

**51.** 「의료기사 등에 관한 법률」상 의료기사 등의 면허를 취소할 수 있는 자는?

① 법무부장관 ② 행정안전부장관 ③ 보건복지부장관
④ 질병관리청장 ⑤ 보건소장

해설 **제21조(면허의 취소 등)** ① 보건복지부장관은 의료기사등이 다음 각 호의 어느 하나에 해당하면 그 면허를 취소할 수 있다.

**52.** 「의료기사 등에 관한 법률」상 의료기사 등의 면허취소에 해당하는 것은?

① 검사결과를 다르게 판시하는 행위
② 면허를 대여한 경우
③ 의사의 지도를 받지 아니하며 진료기록을 관리하는 행위
④ 의료기사의 업무범위를 벗어나는 행위
⑤ 타당한 사유없이 보수교육을 받지 아니한 행위

해설 **제21조(면허의 취소 등)** ① 보건복지부장관은 의료기사등이 다음 각 호의 어느 하나에 해당하면 그 면허를 취소할 수 있다. 다만, 제1호의 경우에는 면허를 취소하여야 한다.
3. 제9조제3항을 위반하여 다른 사람에게 면허를 대여한 경우

**53.** 「의료기사 등에 관한 법률」상 의료기사 등의 면허를 반드시 취소하여야 하는 경우는?

| 가. 피성년후견인<br>나. 3회 이상 면허자격정지 처분받았을 때<br>다. 마약류 중독자<br>라. 다른 사람에게 면허를 대여한 경우 |
|---|

① 가, 나, 다 ② 가, 다 ③ 나, 라
④ 라 ⑤ 가, 나, 다, 라

해설 **제21조(면허의 취소 등)** ① 보건복지부장관은 의료기사등이 다음 각 호의 어느 하나에 해당하면 그 면허를 취소할 수 있다. 다만, 제1호의 경우에는 면허를 취소하여야 한다.
1. 제5조제1호부터 제4호까지의 규정에 해당하게 된 경우(결격사유)

**54.** 「의료기사 등에 관한 법률」상 의료기사가 3회 이상 면허자격정지 또는 면허효력정지 처분을 받은 경우 뉘우치는 빛이 뚜렷하여 면허증이 재발급될 수 있는 기간은?

① 즉시 ② 6개월 ③ 1년
④ 2년 ⑤ 3년

해설 **제21조(면허의 취소 등)** ② 의료기사등이 제1항에 따라 면허가 취소된 후 그 처분의 원인이 된 사유가 소멸되는 등 대통령령으로 정하는 사유가 있다고 인정될 때에는 보건복지부장관은 그 면허증을 재발급할 수 있다. 다만, 제1항제3호 및 제4호(3회 이상 면허자격정지 또는 면허효력정지 처분을 받은 경우)에 따라 면허가 취소된 경우와 제5조제4호에 따른 사유로 면허가 취소된 경우에는 그 취소된 날부터 1년 이내에는 재발급하지 못한다.

정답

51. ③ 52. ② 53. ② 54. ③

**55.** 「의료기사 등에 관한 법률」상 홍길동 의료기사가 마약중독자로 판명이 되었다. 면허가 취소된 홍길동은 취소원인이 된 사유가 소멸하여 면허증 재발급을 신청을 하였다. 언제 재발급 받을 수 있는가?

① 즉시
② 1개월이 지난 후
③ 6개월이 지난 후
④ 1년이 지난 후
⑤ 2년이 지난 후

해설 **시행령 제12조(면허증의 재발급)** ① 법 제21조제2항에 따른 면허증의 재발급 사유는 다음 각 호의 구분에 따른다.
1. 법 제5조(결격사유) 제1호부터 제3호까지의 사유로 면허가 취소된 경우: 취소의 원인이 된 사유가 소멸되었을 때

**56.** 「의료기사 등에 관한 법률」상 타인에게 면허증을 대여하여 면허 취소된 의료기사가 해당 형의 집행이 끝나거나 면제된 후 뉘우치는 빛이 뚜렷한 때 면허증을 재발급 받을 수 있는 때는?

① 취소되고 6개월 경과 후
② 취소되고 9개월 경과 후
③ 취소되고 1년 경과 후
④ 취소되고 2년 경과 후
⑤ 취소되고 3년 경과 후

해설 **시행령 제12조(면허증의 재발급)** ① 법 제21조제2항에 따른 면허증의 재발급 사유는 다음 각 호의 구분에 따른다.
3. 법 제21조제1항제3호 또는 제4호에 따라 면허가 취소된 경우: 면허가 취소된 후 1년이 지난 사람으로서 뉘우치는 빛이 뚜렷할 때

**57.** 「의료기사 등에 관한 법률」상 마약류 중독자, 피성년후견인, 피한정후견인에 의한 사유로 면허 취소된 의료기사가 해당 형의 집행이 끝나거나 면제되었을 때 면허증의 재발급은?

① 취소되고 3개월 경과 후
② 취소되고 6개월 경과 후
③ 취소되고 9개월 경과 후
④ 취소되고 1년 경과 후
⑤ 취소의 원인이 된 사유가 소멸되었을 때

해설 **시행령 제12조(면허증의 재발급)** ① 법 제21조제2항에 따른 면허증의 재발급 사유는 다음 각 호의 구분에 따른다.
1. 법 제5조(결격사유)제1호부터 제3호까지의 사유로 면허가 취소된 경우: 취소의 원인이 된 사유가 소멸되었을 때

정답

55. ① 56. ③ 57. ⑤

**58.** 「의료기사 등에 관한 법률」상 의료기사등이 면허증을 분실 또는 훼손하였거나 면허증의 기재사항이 변경되어 면허증의 재발급을 신청하려는 경우에는 누구에게 신청서를 제출하여야 하는가?

① 보건소장
② 질병관리청장
③ 보건복지부장관
④ 국가시험관리기관의 장
⑤ 당해 의료기사 중앙회장

해설 **시행규칙 제22조(면허증의 재발급 신청)** ① 의료기사등이 면허증을 분실 또는 훼손하였거나 면허증의 기재사항이 변경되어 면허증의 재발급을 신청하려는 경우에는 별지 제15호서식의 의료기사등 면허증 재발급 신청서(전자문서로 된 신청서를 포함한다)에 다음 각 호의 서류 또는 자료를 첨부하여 보건복지부장관에게 제출하여야 한다.

**59.** 「의료기사 등에 관한 법률」상 의료기사 등이 면허증을 재발급받은 후 분실된 면허증을 발견하였을 때 처리 방법으로 옳은 것은?

① 소각하여야 한다.
② 중앙회장에게 반납하여야 한다.
③ 지체없이 시 · 도지사에게 반납하여야 한다.
④ 보수교육실시기관의 장에게 반납하여야 한다.
⑤ 지체없이 보건복지부장관에게 반납하여야 한다.

해설 **시행규칙 제22조(면허증의 재발급 신청)** ③ 의료기사등이 제1항에 따라 면허증을 재발급받은 후 분실된 면허증을 발견하였을 때에는 지체 없이 그 면허증을 보건복지부장관에게 반납하여야 한다.

**60.** 「의료기사 등에 관한 법률」상 몇 회 이상 자격정지처분을 받는 경우 그 면허를 취소하는가?

① 1회 이상
② 3회 이상
③ 5회 이상
④ 7회 이상
⑤ 10회 이상

해설 **제21조(면허의 취소 등)** 4. 제22조제1항 또는 제3항에 따른 면허자격정지 또는 면허효력정지 기간에 의료기사등의 업무를 하거나 3회 이상 면허자격정지 또는 면허효력정지 처분을 받은 경우

**61.** 「의료기사 등에 관한 법률」상 면허증을 재발급 받을 때까지 면허증에 갈음할 수 있는 증서는?

① 접수증
② 이수증
③ 확인증
④ 수료증
⑤ 영수증

해설 **시행규칙 제23조(면허증을 갈음하는 증서)** 의료기사등이 제22조제1항에 따라 면허증의 재발급을 신청한 경우에는 면허증을 재발급받을 때까지 그 신청서에 대한 보건복지부장관의 접수증으로 면허증을 갈음할 수 있다.

정답

58. ③ 59. ⑤ 60. ② 61. ①

**62.** 「의료기사 등에 관한 법률」상 면허의 취소 또는 면허자격의 정지처분을 하였을 때에 해당 의료기사등의 면허증을 회수하여 보건복지부장관에게 제출하여야 하는 사람은?

① 중앙회장
② 보건소장
③ 의료기관의 장
④ 보수교육실시기관의 장
⑤ 특별자치시장 · 특별자치도지사 · 시장 · 군수 · 구청장

해설 **시행규칙 제24조(면허증의 회수)** ① 보건복지부장관은 법 제21조제1항 또는 제22조제1항에 따라 면허의 취소 또는 면허자격의 정지처분을 하였을 때에는 그 사실을 주소지를 관할하는 시 · 도지사에게 통보하여야 하며, 시 · 도지사(특별자치시장 및 특별자치도지사는 제외한다)는 지체 없이 시장 · 군수 · 구청장에게 통보하여야 한다.
② 제1항에 따른 통보를 받은 특별자치시장 · 특별자치도지사 · 시장 · 군수 · 구청장은 지체 없이 면허의 취소처분을 받은 해당 의료기사등의 면허증을 회수하여 보건복지부장관에게 제출하여야 한다. 이 경우 시장 · 군수 · 구청장은 시 · 도지사를 거쳐 제출하여야 한다.

**63.** 「의료기사 등에 관한 법률」상 의료기사등이 면허증을 분실 또는 훼손하여 재발급을 신청하는 경우에 면허증 재발급 신청서를 누구에게 제출하여야 하는가?

① 시 · 도지사
② 관할 보건소장
③ 보건복지부장관
④ 행정안전부장관
⑤ 시장 · 군수 · 구청장

해설 **시행규칙 제22조(면허증의 재발급 신청)** ① 의료기사등이 면허증을 분실 또는 훼손하였거나 면허증의 기재사항이 변경되어 면허증의 재발급을 신청하려는 경우에는 별지 제15호서식의 의료기사등 면허증 재발급 신청서(전자문서로 된 신청서를 포함한다)에 다음 각 호의 서류 또는 자료를 첨부하여 보건복지부장관에게 제출하여야 한다.

**64.** 「의료기사 등에 관한 법률」상 면허의 취소처분을 받은 해당 의료기사 등의 회수된 면허증은 누구에게 제출하는가?

① 시장 · 군수 · 구청장
② 특별자치시장
③ 특별자치도지사
④ 보건복지부장관
⑤ 시 · 도지사

해설 **시행규칙 제24조(면허증의 회수)** ② 제1항에 따른 통보를 받은 특별자치시장 · 특별자치도지사 · 시장 · 군수 · 구청장은 지체 없이 면허의 취소처분을 받은 해당 의료기사등의 면허증을 회수하여 보건복지부장관에게 제출하여야 한다. 이 경우 시장 · 군수 · 구청장은 시 · 도지사를 거쳐 제출하여야 한다.

정답

62. ⑤ 63. ③ 64. ④

**65.** 「의료기사 등에 관한 법률」상 의료기사 등의 면허를 취소하는 이유가 아닌 것은?

① 정신질환자의 경우
② 품위손상행위를 한 때
③ 마약류 중독자
④ 3회 이상 자격정지를 받은 때
⑤ 다른 사람에게 의료기사 등의 면허증을 대여한 때

해설 **제22조(자격의 정지)** ① 보건복지부장관은 의료기사등이 다음 각 호의 어느 하나에 해당하는 경우에는 6개월 이내의 기간을 정하여 그 면허자격을 정지시킬 수 있다.
1. 품위를 현저히 손상시키는 행위를 한 경우

**66.** 「의료기사 등에 관한 법률」상 자격정지의 품위손상행위의 범위는 무엇으로 정하는가?

① 규칙
② 법률
③ 대통령령
④ 보건복지부령
⑤ 조례

해설 **제22조(자격의 정지)** ① 보건복지부장관은 의료기사등이 다음 각 호의 어느 하나에 해당하는 경우에는 6개월 이내의 기간을 정하여 그 면허자격을 정지시킬 수 있다.
1. 품위를 현저히 손상시키는 행위를 한 경우
② 제1항제1호에 따른 품위손상행위의 범위에 관하여는 대통령령으로 정한다.

**67.** 「의료기사 등에 관한 법률」상 학문적으로 인정되지 아니하거나 윤리적으로 허용되지 아니하는 방법으로 업무를 하는 행위의 벌칙은?

① 6개월 이내, 면허취소
② 6개월 이내, 면허자격 정지
③ 1년 이내, 면허취소
④ 1년 이내, 면허자격 정지
⑤ 100만원 이하의 과태료

해설 **제22조(자격의 정지)** ① 보건복지부장관은 의료기사등이 다음 각 호의 어느 하나에 해당하는 경우에는 6개월 이내의 기간을 정하여 그 면허자격을 정지시킬 수 있다.
1. 품위를 현저히 손상시키는 행위를 한 경우
**시행령 제13조(의료기사등의 품위손상행위의 범위)** 법 제22조제1항제1호에 따른 품위손상행위의 범위는 다음 각 호와 같다.
3. 학문적으로 인정되지 아니하거나 윤리적으로 허용되지 아니하는 방법으로 업무를 하는 행위

**68.** 「의료기사 등에 관한 법률」상 윤리적으로 허용되지 않는 방법으로 업무행위를 한 경우에 행정처분은?

① 경고조치
② 면허취소
③ 시정명령
④ 과태료처분
⑤ 자격정지

해설 **제22조(자격의 정지)** 시행령 제13조(의료기사등의 품위손상행위의 범위) 법 제22조제1항제1호에 따른 품위손상행위의 범위는 다음 각 호와 같다.
3. 학문적으로 인정되지 아니하거나 윤리적으로 허용되지 아니하는 방법으로 업무를 하는 행위

정답

65. ② 66. ③ 67. ②
68. ⑤

**69.** 「의료기사 등에 관한 법률」상 면허자격 정지를 시킬 수 있는 사유는?

① 다른 사람에게 면허증을 대여한 경우
② 정신질환자
③ 의료기사 등의 업무 범위를 벗어나는 행위
④ 면허효력정지 처분을 받은 경우
⑤ 3회 이상 면허자격 정지를 받은 자

해설 **시행령 제13조(의료기사등의 품위손상행위의 범위)** 법 제22조제1항제1호에 따른 품위손상행위의 범위는 다음 각 호와 같다.
1. 제2조에 따른 의료기사등의 업무 범위를 벗어나는 행위

**70.** 「의료기사 등에 관한 법률」상 품위손상행위에 속하지 않는 것은?

① 의료기사 업무범위를 일탈하는 행위
② 학문적으로 인정되지 아니하는 방법으로 업무를 하는 행위
③ 검사결과를 사실과 다르게 판시하는 행위
④ 면허증을 대여하고 수수료를 받는 행위
⑤ 치과의사의 지도에 의하지 아니하고 치과기공사 업무를 하는 경우

해설 **시행령 제13조(의료기사등의 품위손상행위의 범위)** 법 제22조제1항제1호에 따른 품위손상행위의 범위는 다음 각 호와 같다.
1. 제2조에 따른 의료기사등의 업무 범위를 벗어나는 행위
2. 의사나 치과의사의 지도를 받지 아니하고 제2조의 업무를 하는 행위(보건의료정보관리사와 안경사의 경우는 제외한다)
3. 학문적으로 인정되지 아니하거나 윤리적으로 허용되지 아니하는 방법으로 업무를 하는 행위
4. 검사 결과를 사실과 다르게 판시하는 행위

**71.** 「의료기사 등에 관한 법률」상 면허의 취소 및 치과기공소 · 안경업소 등록을 취소를 할 경우 반드시 열어야 하는 것은?

① 회의 ② 총회 ③ 공청회
④ 청문 ⑤ 중앙회

해설 **제26조(청문)** 보건복지부장관 또는 특별자치시장 · 특별자치도지사 · 시장 · 군수 · 구청장은 다음 각 호의 어느 하나에 해당하는 처분을 하려면 청문을 하여야 한다.
1. 제21조제1항에 따른 면허의 취소
2. 제24조제1항에 따른 등록의 취소

**72.** 「의료기사 등에 관한 법률」상 면허취소와 관련하여 청문을 실시할 수 없는 자는?

① 질병관리청장 ② 특별자치시장 ③ 보건복지부장관
④ 특별자치도지사 ⑤ 시장 · 군수 · 구청장

해설 **제26조(청문)** 보건복지부장관 또는 특별자치시장 · 특별자치도지사 · 시장 · 군수 · 구청장은 다음 각 호의 어느 하나에 해당하는 처분을 하려면 청문을 하여야 한다.

정답

69. ③ 70. ④ 71. ④
72. ①

**73.** 「의료기사 등에 관한 법률」상 보건복지부장관의 권한은 그 일부를 대통령령으로 위임할 수 있는 자가 아닌 것은?

① 보건소장 ② 중앙회장
③ 소속 기관의 장 ④ 시장 · 군수 · 구청장
⑤ 특별시장 · 광역시장 · 특별자치시장 · 도지사 · 특별자치도지사

해설 **제28조(권한의 위임 또는 위탁)** ① 이 법에 따른 보건복지부장관의 권한은 그 일부를 대통령령으로 정하는 바에 따라 소속 기관의 장, 특별시장 · 광역시장 · 특별자치시장 · 도지사 · 특별자치도지사, 시장 · 군수 · 구청장 또는 보건소장에게 위임할 수 있다.

**74.** 「의료기사 등에 관한 법률」상 아래 내용의 벌칙은?

| 가. 의료기사등의 면허 없이 의료기사등의 업무를 한 사람<br>나. 사람에게 면허를 대여한 사람<br>다. 면허를 대여받거나 면허 대여를 알선한 사람<br>라. 업무상 알게 된 비밀을 누설한 사람<br>마. 안경사의 면허 없이 안경업소를 개설한 사람 |
|---|

① 1년 이하의 징역 또는 1천만원 이하의 벌금
② 1년 이하의 징역 또는 2천만원 이하의 벌금
③ 2년 이하의 징역 또는 2천만원 이하의 벌금
④ 3년 이하의 징역 또는 3천만원 이하의 벌금
⑤ 5년 이하의 징역 또는 5천만원 이하의 벌금

해설 **제30조(벌칙)** ① 다음 각 호의 어느 하나에 해당하는 사람은 3년 이하의 징역 또는 3천만원 이하의 벌금에 처한다.
1. 제9조제1항 본문을 위반하여 의료기사등의 면허 없이 의료기사등의 업무를 한 사람
2. 제9조제3항을 위반하여 다른 사람에게 면허를 대여한 사람
2의2. 제9조제4항을 위반하여 면허를 대여받거나 면허 대여를 알선한 사람
3. 제10조를 위반하여 업무상 알게 된 비밀을 누설한 사람
6. 제12조제1항을 위반하여 안경사의 면허 없이 안경업소를 개설한 사람
② 제1항제3호의 죄는 고소가 있어야 공소를 제기할 수 있다.

**75.** 「의료기사 등에 관한 법률」상 의료기사 등이 면허증을 다른 사람에게 대여한 경우일 때의 벌칙은?

① 500만원 이하의 벌금
② 500만원 이하의 과태료
③ 2년 이하의 징역 또는 2천만원 이하의 벌금
④ 3년 이하의 징역 또는 1천만원 이하의 벌금
⑤ 3년 이하의 징역 또는 3천만원 이하의 벌금

해설 **제30조(벌칙)** ① 다음 각 호의 어느 하나에 해당하는 사람은 3년 이하의 징역 또는 3천만원 이하의 벌금에 처한다.
2. 제9조제3항을 위반하여 다른 사람에게 면허를 대여한 사람

정답

73. ② 74. ④ 75. ⑤

**76.** 「의료기사 등에 관한 법률」상 의료기사의 면허 없이 의료기사의 업무를 할 때의 벌칙과 동일한 벌칙을 할 수 있는 것은?

① 면허증을 대여한 경우
② 2개 이상의 안경업소를 개설한 자
③ 검사를 거부, 기피 또는 방해한 자
④ 품위를 현저히 손상시키는 행위를 한 때
⑤ 의료기사의 면허 없이 의료기사의 명칭을 사용한 때

해설 **제30조(벌칙)** ① 다음 각 호의 어느 하나에 해당하는 사람은 3년 이하의 징역 또는 3천만원 이하의 벌금에 처한다.
1. 제9조제1항 본문을 위반하여 의료기사등의 면허 없이 의료기사등의 업무를 한 사람

**77.** 「의료기사 등에 관한 법률」상 위반 시 3년 이하의 징역 또는 3천만원 이하의 벌금에 해당하는 것은?

① 의료기사의 유사명칭을 사용하는 자
② 의료기사 면허 없이 의료기사 등의 업무를 행한 자
③ 등록없이 치과기공소를 개설한 자
④ 등록없이 안경업소를 개설한 자
⑤ 영리를 목적으로 고객을 알선 소개 또는 유인한 자

해설 **제30조(벌칙)** ① 다음 각 호의 어느 하나에 해당하는 사람은 3년 이하의 징역 또는 3천만원 이하의 벌금에 처한다.
1. 제9조제1항 본문을 위반하여 의료기사등의 면허 없이 의료기사등의 업무를 한 사람

**78.** 「의료기사 등에 관한 법률」상 다음 내용의 벌칙은?

가. 의료기사등의 면허 없이 의료기사등의 유사한 명칭을 사용한 자
나. 2개소 이상의 치과기공소를 개설한 자
다. 안경 및 콘택트렌즈를 안경업소 외의 장소에서 판매한 안경사
라. 등록을 하지 아니하고 치과기공소를 개설한 자

① 100만원 이하의 벌금
② 200만원 이하의 벌금
③ 500만원 이하의 벌금
④ 1년 이하의 징역 또는 1천만원 이하의 벌금
⑤ 3년 이하의 징역 또는 3천만원 이하의 벌금

해설 **제31조(벌칙)** 다음 각 호의 어느 하나에 해당하는 자는 500만원 이하의 벌금에 처한다.
1. 제9조제2항을 위반하여 의료기사등의 면허 없이 의료기사등의 명칭 또는 이와 유사한 명칭을 사용한 자
1의2. 제11조의2제2항을 위반하여 2개소 이상의 치과기공소를 개설한 자
2. 제12조제2항을 위반하여 2개 이상의 안경업소를 개설한 자
2의2. 제11조의2제3항을 위반하여 등록을 하지 아니하고 치과기공소를 개설한 자
3. 제12조제3항을 위반하여 등록을 하지 아니하고 안경업소를 개설한 자
3의2. 제12조제5항을 위반한 사람
3의3. 제12조제6항을 위반하여 안경 및 콘택트렌즈를 안경업소 외의 장소에서 판매한 안경사
4. 제14조제2항을 위반하여 영리를 목적으로 특정 치과기공소 · 안경업소 또는 치과기공사 · 안경사에게 고객을 알선 · 소개 또는 유인한 자

정답

76. ① 77. ② 78. ③

**79.** 「의료기사 등에 관한 법률」상 의료기사 등의 명칭 또는 이와 유사한 명칭을 사용할 때의 벌칙은?

① 100만원 이하의 과태료
② 500만원 이하의 벌금
③ 500만원 이하의 과태료
④ 3년 이하의 징역 또는 1천만원 이하의 벌금
⑤ 3년 이하의 징역 또는 3천만원 이하의 벌금

해설 **제31조(벌칙)** 다음 각 호의 어느 하나에 해당하는 자는 500만원 이하의 벌금에 처한다.
1. 제9조제2항을 위반하여 의료기사등의 면허 없이 의료기사등의 명칭 또는 이와 유사한 명칭을 사용한 자

**80.** 「의료기사 등에 관한 법률」상 법인 대표자나 개인의 대리인의 위법행위를 한 때에 그 행위가 처벌 외에 그 법인 또는 개인도 처벌하는 양벌규정의 벌칙은?

① 구류　② 과태료　③ 금고형
④ 벌금형　⑤ 징역형

해설 **제32조(양벌규정)** 법인의 대표자나 법인 또는 개인의 대리인, 사용인, 그 밖의 종업원이 그 법인 또는 개인의 업무에 관하여 제30조 또는 제31조의 위반행위를 하면 그 행위자를 벌하는 외에 그 법인 또는 개인에게도 해당 조문의 벌금형을 과(科)한다. 다만, 법인 또는 개인이 그 위반행위를 방지하기 위하여 해당 업무에 관하여 상당한 주의와 감독을 게을리하지 아니한 경우에는 그러하지 아니하다.

**81.** 「의료기사 등에 관한 법률」상 양벌규정과 관련이 없는 벌칙은?

① 안경사의 면허 없이 안경업소를 개설한 사람
② 실태와 취업 상황을 허위로 신고한 사람
③ 치과기공사 · 안경사에게 고객을 알선 · 소개 또는 유인한 자
④ 업무상 알게 된 비밀을 누설한 사람
⑤ 다른 사람에게 의료기사 등의 면허증을 빌려 준 사람

해설 **제32조(양벌규정)** ①, ③, ④, ⑤는 벌금형이며 ②는 실태와 취업 상황을 허위로 신고한 사람은 100만원 이하의 과태료를 부과한다.

**82.** 「의료기사 등에 관한 법률」상 특별자치시장 · 특별자치도지사 · 시장 · 군수 · 구청장은 치과기공소 또는 안경업소의 개설자에게 위반된 사항의 시정을 명할 수 있다. 시정명령을 이행하지 아니한 자에게 부과할 수 있는 것은?

① 100만원 이하의 벌금　② 100만원 이하의 과태료
③ 500만원 이하의 벌금　④ 500만원 이하의 과태료
⑤ 1년 이하의 징역 또는 1천만원 이하의 벌금

해설 **제33조(과태료)** ① 제23조제2항에 따른 시정명령을 이행하지 아니한 자에게는 500만원 이하의 과태료를 부과한다.

정답

79. ②　80. ④　81. ②
82. ④

**83.** 「의료기사 등에 관한 법률」상 의료기사등의 실태와 취업상황을 허위로 신고한 사람에게 부과하는 처분으로 옳은 것은?

① 100만원 이하의 벌금
② 100만원 이하의 과태료
③ 500만원 이하의 벌금
④ 500만원 이하의 과태료
⑤ 1년 이하의 징역 또는 1천만원 이하의 벌금

해설 **제33조(과태료)** ② 다음 각 호의 어느 하나에 해당하는 자에게는 100만원 이하의 과태료를 부과한다.
1. 제11조에 따른 실태와 취업 상황을 허위로 신고한 사람

**84.** 「의료기사 등에 관한 법률」상 다음 내용의 벌칙은?

| 가. 실태와 취업 상황을 허위로 신고한 사람<br>나. 폐업신고를 하지 아니하거나 등록사항의 변경신고를 하지 아니한 사람<br>다. 보고를 하지 아니하거나 검사를 거부 · 기피 또는 방해한 자 |
|---|

① 100만원 이하의 벌금
② 100만원 이하의 과태료
③ 500만원 이하의 벌금
④ 500만원 이하의 과태료
⑤ 1년 이하의 징역 또는 1천만원 이하의 벌금

해설 **제33조(과태료)** ② 다음 각 호의 어느 하나에 해당하는 자에게는 100만원 이하의 과태료를 부과한다.
1. 제11조에 따른 실태와 취업 상황을 허위로 신고한 사람
2. 제13조에 따른 폐업신고를 하지 아니하거나 등록사항의 변경신고를 하지 아니한 사람
3. 제15조제1항에 따른 보고를 하지 아니하거나 검사를 거부 · 기피 또는 방해한 자

**85.** 「의료기사 등에 관한 법률」상 500만원 이하의 과태료에 해당하는 것은?

① 시정명령을 이행하지 아니한 자
② 2개 이상의 안경업소를 개설한 자
③ 폐업신고를 하지 아니하거나 등록사항의 변경신고를 하지 아니한 사람
④ 업무상 알게 된 비밀을 누설한 사람
⑤ 실태와 취업 상황을 허위로 신고한 사람

해설 **제33조(과태료)** ① 제23조제2항에 따른 시정명령을 이행하지 아니한 자에게는 500만원 이하의 과태료를 부과한다.

정답

83. ② 84. ② 85. ①

**86.** 「의료기사 등에 관한 법률」상 100만원 이하의 과태료를 부과하는 경우는?

① 검사를 거부, 기피 또는 방해한 자
② 업무범위를 일탈하는 행위를 한 자
③ 안경업소 이외의 장소에서 안경업을 행하는 자
④ 허위로 검사결과를 판시하는 자
⑤ 청문에 응하지 아니한 자

해설 **제33조(과태료)** ② 다음 각 호의 어느 하나에 해당하는 자에게는 100만원 이하의 과태료를 부과한다.

1. 제11조에 따른 실태와 취업 상황을 허위로 신고한 사람
2. 제13조에 따른 폐업신고를 하지 아니하거나 등록사항의 변경신고를 하지 아니한 사람
3. 제15조제1항에 따른 보고를 하지 아니하거나 검사를 거부 · 기피 또는 방해한 자

정답

86. ①

# 03

# 감염병의 예방 및 관리에 관한 법률

## (약칭: 감염병예방법)

# 예상문제

**01.** 「감염병의 예방 및 관리에 관한 법률」의 목적으로 옳은 것은?

① 감염병의 조사 · 연구
② 감염병의 보호 및 진료
③ 감염병의 발생과 유행을 방지
④ 감염병의 치료촉진과 발생방지
⑤ 감염병의 유행방지와 신고보장

해설 **제1조(목적)** 이 법은 국민 건강에 위해(危害)가 되는 감염병의 발생과 유행을 방지하고, 그 예방 및 관리를 위하여 필요한 사항을 규정함으로써 국민 건강의 증진 및 유지에 이바지함을 목적으로 한다.

**02.** 「감염병의 예방 및 관리에 관한 법률」상 제1급 감염병이 아닌 것은?

① 두창
② 풍진
③ 에볼라바이러스병
④ 중동호흡기증후군(MERS)
⑤ 중증급성호흡기증후군(SARS)

해설 **제2조(정의) 제1급 감염병** 가. 에볼라바이러스병 나. 마버그열 다. 라싸열 라. 크리미안콩고출혈열 마. 남아메리카출혈열 바. 리프트밸리열 사. 두창 아. 페스트 자. 탄저 차. 보툴리눔독소증 카. 야토병 타. 신종감염병증후군 파. 중증급성호흡기증후군(SARS) 하. 중동호흡기증후군(MERS) 거. 동물인플루엔자 인체감염증 너. 신종인플루엔자 더. 디프테리아

**03.** 「감염병의 예방 및 관리에 관한 법률」상 제 2급 감염병이 아닌 것은?

① 결핵
② 수두
③ 홍역
④ A형간염
⑤ B형간염

해설 **제2조(정의) 2급 감염병** 가. 결핵 나. 수두 다. 홍역 라. 콜레라 마. 장티푸스 바. 파라티푸스 사. 세균성이질 아. 장출혈성대장균감염증 자. A형간염 차. 백일해 카. 유행성이하선염 타. 풍진 파. 폴리오 하. 수막구균 감염증 거. b형헤모필루스인플루엔자 너. 폐렴구균 감염증 더. 한센병 러. 성홍열 머. 반코마이신내성황색포도알균(VRSA) 감염증 버. 카바페넴내성장내세균목(CRE) 감염증 서. E형간염

**04.** 「감염병의 예방 및 관리에 관한 법률」」상 세계보건기구 감시대상 감염병은?

| 가. 황열 | 나. 웨스트나일열 |
|---|---|
| 다. 신종인플루엔자 | 라. 중증급성호흡기증후군(SARS) |

① 가, 나, 다
② 가, 다
③ 나, 라
④ 라
⑤ 가, 나, 다, 라

해설 **제2조(정의) 세계보건기구 감시대상 감염병의 종류** 가. 두창 나. 폴리오 다. 신종인플루엔자 라. 중증급성호흡기증후군(SARS) 마. 콜레라 바. 폐렴형 페스트 사. 황열 아. 바이러스성 출혈열 자. 웨스트나일열

정답

01. ③ 02. ② 03. ⑤
04. ⑤

**05.** 「감염병의 예방 및 관리에 관한 법률」상 제 4급 감염병이 아닌 것은?

① 회충증
② 클라미디아감염증
③ 지카바이러스감염증
④ 엔테로바이러스감염증
⑤ 메티실린내성황색포도알균(MRSA)감염증

해설 **제2조(정의) 4급 감염병** 가. 인플루엔자 다. 회충증 라. 편충증 마. 요충증 바. 간흡충증 사. 폐흡충증 아. 장흡충증 자. 수족구병 차. 임질 카. 클라미디아감염증 타. 연성하감 파. 성기단순포진 하. 첨규콘딜롬 거. 반코마이신내성장알균(VRE) 감염증 너. 메티실린내성황색포도알균(MRSA) 감염증 더. 다제내성녹농균(MRPA) 감염증 러. 다제내성아시네토박터바우마니균(MRAB) 감염증 머. 장관감염증 버. 급성호흡기감염증 서. 해외유입기생충감염증 어. 엔테로바이러스감염증 저. 사람유두종바이러스 감염증

**06.** 「감염병의 예방 및 관리에 관한 법률」상 제1급감염병은?

① 신종인플루엔자
② 장티푸스
③ 파상풍
④ 급성호흡기감염증
⑤ 간흡충증

해설 **제2조(정의) 제1급감염병** 가. 에볼라바이러스병 나. 마버그열 다. 라싸열 라. 크리미안콩고출혈열 마. 남아메리카출혈열 바. 리프트밸리열 사. 두창 아. 페스트 자. 탄저 차. 보툴리눔독소증 카. 야토병 타. 신종감염병증후군 파. 중증급성호흡기증후군(SARS) 하. 중동호흡기증후군(MERS) 거. 동물인플루엔자 인체감염증 너. 신종인플루엔자 더. 디프테리아

**07.** 「감염병의 예방 및 관리에 관한 법률」상 제2급감염병은?

① 중증급성호흡기증후군(SARS)
② 세균성이질
③ 파상풍
④ 인플루엔자
⑤ C형간염

해설 **제2조(정의) 2급 감염병** 가. 결핵 나. 수두 다. 홍역 라. 콜레라 마. 장티푸스 바. 파라티푸스 사. 세균성이질 아. 장출혈성대장균감염증 자. A형간염 차. 백일해 카. 유행성이하선염 타. 풍진 파. 폴리오 하. 수막구균 감염증 거. b형헤모필루스인플루엔자 너. 폐렴구균감염증 더. 한센병 러. 성홍열 머. 반코마이신내성황색포도알균(VRSA) 감염증 버. 카바페넴내성장내세균목(CRE) 감염증 서. E형간염

**08.** 「감염병의 예방 및 관리에 관한 법률」상 제3급감염병은?

① 두창
② 파라티푸스
③ 말라리아
④ 매독
⑤ 엔테로바이러스감염증

해설 **제2조(정의) 3급 감염병** 가. 파상풍 나. B형간염 다. 일본뇌염 라. C형간염 마. 말라리아 바. 레지오넬라증 사. 비브리오패혈증 아. 발진티푸스 자. 발진열 차. 쯔쯔가무시증 카. 렙토스피라증 타. 브루셀라증 파. 공수병 하. 신증후군출혈열 거. 후천성면역결핍증(AIDS) 너. 크로이츠펠트-야콥병(CJD) 및 변종크로이츠펠트-야콥병(vCJD) 더. 황열 러. 뎅기열 머. 큐열 버. 웨스트나일열 서. 라임병 어. 진드기매개뇌염 저. 유비저 처. 치쿤구니야열 커. 중증열성혈소판감소증후군(SFTS) 터. 지카바이러스 감염증 퍼. 매독

정답

05. ③ 06. ① 07. ② 08. ③

**09.** 「감염병의 예방 및 관리에 관한 법률」상 제4급감염병은?

① 페스트 ② 폴리오 ③ 발진티푸스
④ 인플루엔자 ⑤ C형간염

해설 **제2조(정의) 4급 감염병** 가. 인플루엔자 다. 회충증 라. 편충증 마. 요충증 바. 간흡충증 사. 폐흡충증 아. 장흡충증 자. 수족구병 차. 임질 카. 클라미디아감염증 타. 연성하감 파. 성기단순포진 하. 첨규콘딜롬 거. 반코마이신내성장알균(VRE) 감염증 너. 메티실린내성황색포도알균(MRSA) 감염증 더. 다제내성녹농균(MRPA) 감염증 러. 다제내성아시네토박터바우마니균(MRAB) 감염증 머. 장관감염증 버. 급성호흡기감염증 서. 해외유입기생충감염증 어. 엔테로바이러스감염증 저. 사람유두종바이러스 감염증

**10.** 「감염병의 예방 및 관리에 관한 법률」상 생물테러감염병 또는 치명률이 높거나 집단 발생의 우려가 커서 발생 또는 유행 즉시 신고하여야 하고, 음압격리와 같은 높은 수준의 격리가 필요한 감염병은?

① 제1급감염병 ② 제2급감염병
③ 제3급감염병 ④ 제4급감염병
⑤ 생물테러감염병

해설 **제2조(정의)** 2. "제1급감염병"이란 생물테러감염병 또는 치명률이 높거나 집단 발생의 우려가 커서 발생 또는 유행 즉시 신고하여야 하고, 음압격리와 같은 높은 수준의 격리가 필요한 감염병으로서 다음 각 목의 감염병을 말한다.

**11.** 「감염병의 예방 및 관리에 관한 법률」상 전파가능성을 고려하여 발생 또는 유행 시 24시간 이내에 신고하여야 하고, 격리가 필요한 감염병은?

① 제1급감염병 ② 제2급감염병
③ 제3급감염병 ④ 제4급감염병
⑤ 생물테러감염병

해설 **제2조(정의)** "제2급감염병"이란 전파가능성을 고려하여 발생 또는 유행 시 24시간 이내에 신고하여야 하고, 격리가 필요한 다음 각 목의 감염병을 말한다.

**12.** 「감염병의 예방 및 관리에 관한 법률」상 그 발생을 계속 감시할 필요가 있어 발생 또는 유행 시 24시간 이내에 신고하여야 하는 감염병은?

① 제1급감염병 ② 제2급감염병
③ 제3급감염병 ④ 제4급감염병
⑤ 생물테러감염병

해설 **제2조(정의)** "제3급감염병"이란 그 발생을 계속 감시할 필요가 있어 발생 또는 유행 시 24시간 이내에 신고하여야 하는 다음 각 목의 감염병을 말한다.

정답

09. ④ 10. ① 11. ②
12. ③

**13.** 「감염병의 예방 및 관리에 관한 법률」상 고의 또는 테러 등을 목적으로 이용된 병원체에 의하여 발생된 감염병 중 질병관리청장이 고시하는 감염병은?

① 기생충감염병
② 고위험병원체병
③ 생물테러감염병
④ 관리대상 해외 신종감염병
⑤ 세계보건기구 감시대상 감염병

해설 **제2조(정의)** 9. "생물테러감염병"이란 고의 또는 테러 등을 목적으로 이용된 병원체에 의하여 발생된 감염병 중 질병관리청장이 고시하는 감염병을 말한다.

**14.** 「감염병의 예방 및 관리에 관한 법률」상 생물테러의 목적으로 이용되거나 사고 등에 의하여 외부에 유출될 경우 국민 건강에 심각한 위험을 초래할 수 있는 감염병병원체로서 보건복지부령으로 정하는 것은?

① 기생충감염병
② 고위험병원체
③ 생물테러감염병
④ 관리대상 해외 신종감염병
⑤ 세계보건기구 감시대상 감염병

해설 **제2조(정의)** 19. "고위험병원체"란 생물테러의 목적으로 이용되거나 사고 등에 의하여 외부에 유출될 경우 국민 건강에 심각한 위험을 초래할 수 있는 감염병병원체로서 보건복지부령으로 정하는 것을 말한다.

**15.** 「감염병의 예방 및 관리에 관한 법률」상 다음에 해당하는 사람은?

> 가. 감염병환자, 감염병의사환자 및 병원체보유자와 접촉하거나 접촉이 의심되는 사람
> 나. 검역관리지역 또는 중점검역관리지역에 체류하거나 그 지역을 경유한 사람으로서 감염이 우려되는 사람
> 다. 감염병병원체 등 위험요인에 노출되어 감염이 우려되는 사람

① 병원체보유자 ② 감염병의사환자
③ 감염병환자 ④ 표본감시자
⑤ 감염병의심자

해설 **제2조(정의)** 15의2. "감염병의심자"란 다음 각 목의 어느 하나에 해당하는 사람을 말한다.
가. 감염병환자, 감염병의사환자 및 병원체보유자(이하 "감염병환자등")와 접촉하거나 접촉이 의심되는 사람(이하 "접촉자")
나. 「검역법」 제2조제7호 및 제8호에 따른 검역관리지역 또는 중점검역관리지역에 체류하거나 그 지역을 경유한 사람으로서 감염이 우려되는 사람
다. 감염병병원체 등 위험요인에 노출되어 감염이 우려되는 사람

정답

13. ③ 14. ② 15. ⑤

**16.** 「감염병의 예방 및 관리에 관한 법률」상 감염병 중 감염병환자의 발생빈도가 높아 전수조사가 어렵고 중증도가 비교적 낮은 감염병의 발생에 대하여 감시기관을 지정하여 정기적이고 지속적인 의과학적 감시를 실시하는 것은?

① 역학조사 ② 감시 ③ 표본감시
④ 예방접종 후 이상반응 ⑤ 세계보건기구 감시대상 감염병

해설 **제2조(정의)** 16의2. "표본감시"란 감염병 중 감염병환자의 발생빈도가 높아 전수조사가 어렵고 중증도가 비교적 낮은 감염병의 발생에 대하여 감시기관을 지정하여 정기적이고 지속적인 의과학적 감시를 실시하는 것을 말한다.

**17.** 「감염병의 예방 및 관리에 관한 법률」상 '감염병의사환자'에 해당하는 사람은?

① 감염병환자등과 접촉하거나 접촉이 의심되는 사람
② 검역관리지역에 체류하거나 그 지역을 경유한 사람
③ 감염병병원체 등 위험요인에 노출되어 감염이 우려되는 사람
④ 임상적인 증상은 없으나 감염병병원체를 보유하고 있는 사람
⑤ 감염병병원체가 인체에 침입한 것으로 의심되나 감염병환자로 확인되기 전 단계에 있는 사람

해설 **제2조(정의)** 14. "감염병의사환자"란 감염병병원체가 인체에 침입한 것으로 의심이 되나 감염병환자로 확인되기 전 단계에 있는 사람.

**18.** 「감염병의 예방 및 관리에 관한 법률」 상 환자나 임산부 등이 의료행위를 적용받는 과정에서 발생한 감염병으로서 감시활동이 필요하여 질병관리청장이 고시하는 감염병은?

① 성매개감염병 ② 의료관련감염병 ③ 인수공통감염병
④ 생물테러감염병 ⑤ 관리대상 해외 신종감염병

해설 **제2조(정의)** 12. "의료관련감염병"이란 환자나 임산부 등이 의료행위를 적용받는 과정에서 발생한 감염병으로서 감시활동이 필요하여 질병관리청장이 고시하는 감염병을 말한다.

**19.** 「감염병의 예방 및 관리에 관한 법률」상 다음 중 제1급–제2급–제3급감염병 순으로 연결이 옳은 것은?

① A형간염 – B형간염 – 파상풍
② 폴리오 – 인플루엔자 – C형간염
③ 콜레라 – 홍역 – 후천성면역결핍증(AIDS)
④ 중증급성호흡기증후군(SARS) – 결핵 – B형간염
⑤ 신종인플루엔자 – 말라리아 – 중동호흡기증후군(MERS)

해설 **제2조(정의)** • 중증급성호흡기증후군(SARS) – 제1급감염병, • 결핵 – 제2급감염병,
• B형간염–제3급감염병

정답

16. ③ 17. ⑤ 18. ②
19. ④

**20.** 「감염병의 예방 및 관리에 관한 법률」 상 음압격리와 같은 높은 수준의 격리가 필요한 감염병은?

① 결핵
② A형간염
③ 급성호흡기감염증
④ 후천성면역결핍증(AIDS)
⑤ 신종인플루엔자

해설 **제2조(정의)** 2. "제1급감염병"이란 생물테러감염병 또는 치명률이 높거나 집단 발생의 우려가 커서 발생 또는 유행 즉시 신고하여야 하고, 음압격리와 같은 높은 수준의 격리가 필요한 감염병으로서 다음 각 목의 감염병을 말한다.

**21.** 「감염병의 예방 및 관리에 관한 법률」상 국제 공중보건의 비상사태에 대비하기 위하여 감시대상으로 정한 질환으로서 질병관리청장이 고시하는 감염병은?

① 기생충감염병
② 성매개감염병
③ 생물테러감염병
④ 인수공통감염병
⑤ 세계보건기구 감시대상 감염병

해설 **제2조(정의)** 8. "세계보건기구 감시대상 감염병"이란 세계보건기구가 국제공중보건의 비상사태에 대비하기 위하여 감시대상으로 정한 질환으로서 질병관리청장이 고시하는 감염병을 말한다.

**22.** 「감염병의 예방 및 관리에 관한 법률」상 전파가능성을 고려하여 발생 또는 유행 시 24시간 이내에 신고하여야 하고, 격리가 필요한 감염병은?

① 일본뇌염
② 말라리아
③ 장티푸스
④ 후천성면역결핍증(AIDS)
⑤ 중동호흡기증후군(MERS)

해설 **제2조(정의)** 3. "제2급감염병"이란 전파가능성을 고려하여 발생 또는 유행 시 24시간 이내에 신고하여야 하고, 격리가 필요한 다음 각 목의 감염병을 말한다.

**23.** 「감염병의 예방 및 관리에 관한 법률」상 발생을 계속 감시할 필요가 있어 발생 또는 유행 시 24시간 이내에 신고하여야 하는 감염병은?

① 제1급감염병
② 제2급감염병
③ 제3급감염병
④ 제4급감염병
⑤ 의료관련감염병

해설 **제2조(정의)** 4. "제3급감염병"이란 그 발생을 계속 감시할 필요가 있어 발생 또는 유행 시 24시간 이내에 신고하여야 하는 다음 각 목의 감염병을 말한다.

**정답**

20. ⑤ 21. ⑤ 22. ③ 23. ③

**24.** 「감염병의 예방 및 관리에 관한 법률」상 감염병의 병원체가 인체에 침입하여 증상을 나타내는 사람은?

① 감시자 ② 감염병환자 ③ 병원체보유자
④ 감염병의사환자 ⑤ 감염병의심환자

해설 **제2조(정의)** 13. "감염병환자"란 감염병의 병원체가 인체에 침입하여 증상을 나타내는 사람으로서 제11조제6항의 진단 기준에 따른 의사, 치과의사 또는 한의사의 진단이나 제16조의2에 따른 감염병병원체 확인기관의 실험실 검사를 통하여 확인된 사람을 말한다.

**25.** 「감염병의 예방 및 관리에 관한 법률」상 감염병병원체가 인체에 침입한 것으로 의심이 되나 감염병환자로 확인되기 전 단계에 있는 사람은?

① 감염병환자 ② 표본감시자 ③ 병원체보유자
④ 감염병의사환자 ⑤ 감염병의심환자

해설 **제2조(정의)** 14. "감염병의사환자"란 감염병병원체가 인체에 침입한 것으로 의심이 되나 감염병환자로 확인되기 전 단계에 있는 사람을 말한다.

**26.** 「감염병의 예방 및 관리에 관한 법률」상 임상적인 증상은 없으나 감염병병원체를 보유하고 있는 사람은?

① 감시자 ② 감염병환자 ③ 감염병의사
④ 병원체보유자 ⑤ 고위험병원체 환자

해설 **제2조(정의)** 15. "병원체보유자"란 임상적인 증상은 없으나 감염병병원체를 보유하고 있는 사람을 말한다.

**27.** 「감염병의 예방 및 관리에 관한 법률」상 "감염병의심자"에 대한 정의로 옳지 않은 것은?

① 감염병환자와 접촉하거나 접촉이 의심되는 사람
② 감염병의사환자와 접촉하거나 접촉이 의심되는 사람
③ 감염병 병원체 등 위험요인에 노출되어 감염이 우려되는 사람
④ 검역관리지역 또는 중점검역관리지역을 경유한 사람으로서 감염이 우려되는 사람
⑤ 감염병병원체가 인체에 침입한 것으로 의심이 되나 감염병환자로 확인되기 전 단계에 있는 사람

해설 **제2조(정의)** 15의2. "감염병의심자"란 다음 각 목의 어느 하나에 해당하는 사람을 말한다.
가. 감염병환자, 감염병의사환자 및 병원체보유자(이하 "감염병환자등")와 접촉하거나 접촉이 의심되는 사람(이하 "접촉자")
나. 「검역법」 제2조제7호 및 제8호에 따른 검역관리지역 또는 중점검역관리지역에 체류하거나 그 지역을 경유한 사람으로서 감염이 우려되는 사람
다. 감염병병원체 등 위험요인에 노출되어 감염이 우려되는 사람
14. "감염병의사환자"란 감염병병원체가 인체에 침입한 것으로 의심이 되나 감염병환자로 확인되기 전 단계에 있는 사람을 말한다.

정답

24. ② 25. ④ 26. ④
27. ⑤

**28.** 「감염병의 예방 및 관리에 관한 법률」상 인수공통감염병이 아닌 것은?

① 결핵
② 야토병
③ 장출혈성대장균감염증
④ 중증급성호흡기증후군(SARS)
⑤ 중증열성혈소판감소증후군(SFTS)

해설 **제2조(정의) 인수공통감염병의 종류** 가. 장출혈성대장균감염증 나. 일본뇌염 다. 브루셀라증 라. 탄저 마. 공수병 바. 동물인플루엔자 인체감염증 사. 중증급성호흡기증후군(SARS) 아. 변종크로이츠펠트-야콥병(vCJD) 자. 큐열 차. 결핵 카. 중증열성혈소판감소증후군(SFTS) 타. 장관감염증 1) 살모넬라균 감염증 2) 캄필로박터균 감염증

**29.** 「감염병의 예방 및 관리에 관한 법률」상 의료관련감염병에 해당하지 않는 것은?

① 다제내성녹농균(MRPA)감염증
② 사람유두종바이러스(HPV)감염증
③ 카바페넴내성장내세균속균종(CRE)감염증
④ 메티실린내성황색포도알균(MRSA) 감염증
⑤ 반코마이신내성황색포도알균(VRSA) 감염증

해설 **제2조(정의) 의료관련감염병의 종류**
가. 반코마이신내성황색포도알균(VRSA) 감염증
나. 반코마이신내성장알균(VRE) 감염증
다. 메티실린내성황색포도알균(MRSA) 감염증
라. 다제내성녹농균(MRPA) 감염증
마. 다제내성아시네토박터바우마니균(MRAB) 감염증
바. 카바페넴내성장내세균목(CRE) 감염증

**30.** 「감염병의 예방 및 관리에 관한 법률」상 의사가 의료기관의 장에게 보고하지 않아도 되는 것은?

① 감염병환자등을 진단하거나 그 사체를 검안한 경우
② 감염병환자가 제4급 감염병으로 인한 감염병으로 사망한 경우
③ 예방접종 후 이상반응자를 진단하거나 그 사체를 검안한 경우
④ 감염병환자로 의심되는 사람이 감염병병원체 검사를 거부하는 경우
⑤ 감염병환자등이 제1급감염병부터 제3급감염병까지에 해당하는 감염병으로 사망한 경우

해설 **제11조(의사 등의 신고)** ① 의사, 치과의사 또는 한의사는 다음 각 호의 어느 하나에 해당하는 사실(제16조제6항에 따라 표본감시 대상이 되는 제4급감염병으로 인한 경우는 제외한다)이 있으면 소속 의료기관의 장에게 보고하여야 하고, 해당 환자와 그 동거인에게 질병관리청장이 정하는 감염 방지 방법 등을 지도하여야 한다. 다만, 의료기관에 소속되지 아니한 의사, 치과의사 또는 한의사는 그 사실을 관할 보건소장에게 신고하여야 한다.

정답

28. ② 29. ② 30. ②

**31.** 「감염병의 예방 및 관리에 관한 법률」상 의료기관에 소속되지 아니한 의사 또는 한의사가 감염병환자등을 진단하거나 그 사체를 검안한 경우 그 사실을 누구에게 신고하여야 하는가?

① 검역소장 ② 질병관리청장
③ 관할 보건소장 ④ 의료기관의 장
⑤ 보건복지부장관

해설 **제11조(의사 등의 신고)** ① 의사, 치과의사 또는 한의사는 다음 각 호의 어느 하나에 해당하는 사실(제16조제6항에 따라 표본감시 대상이 되는 제4급감염병으로 인한 경우는 제외한다)이 있으면 소속 의료기관의 장에게 보고하여야 하고, 해당 환자와 그 동거인에게 질병관리청장이 정하는 감염 방지 방법 등을 지도하여야 한다. 다만, 의료기관에 소속되지 아니한 의사, 치과의사 또는 한의사는 그 사실을 관할 보건소장에게 신고하여야 한다.
1. 감염병환자등을 진단하거나 그 사체를 검안(檢案)한 경우

**32.** 「감염병의 예방 및 관리에 관한 법률」상 의료기관에 소속되지 아니한 의사가 감염병환자등을 진단하거나 예방접종 후 이상 반응자를 진단한 경우 그 사실을 누구에게 신고하여야 하는가?

① 관할 경찰서장 ② 관할 보건소장
③ 시 · 도지사 ④ 질병관리청장
⑤ 시장 · 군수 · 구청장

해설 **제11조(의사 등의 신고)** ① 의사, 치과의사 또는 한의사는 다음 각 호의 어느 하나에 해당하는 사실(제16조제6항에 따라 표본감시 대상이 되는 제4급감염병으로 인한 경우는 제외한다)이 있으면 소속 의료기관의 장에게 보고하여야 하고, 해당 환자와 그 동거인에게 질병관리청장이 정하는 감염 방지 방법 등을 지도하여야 한다. 다만, 의료기관에 소속되지 아니한 의사, 치과의사 또는 한의사는 그 사실을 관할 보건소장에게 신고하여야 한다.
2. 예방접종 후 이상반응자를 진단하거나 그 사체를 검안한 경우

**33.** 「감염병의 예방 및 관리에 관한 법률」상 감염병환자등을 진단하거나 그 사체를 검안한 경우 소속 의료기관의 장에게 보고할 수 있는 자는?

① 의사, 간호사 ② 의사, 약사
③ 의사, 의료기사 ④ 의사, 치과의사, 한의사
⑤ 의사, 조산사, 한의사

해설 **제11조(의사 등의 신고)** ① 의사, 치과의사 또는 한의사는 다음 각 호의 어느 하나에 해당하는 사실(제16조제6항에 따라 표본감시 대상이 되는 제4급감염병으로 인한 경우는 제외한다)이 있으면 소속 의료기관의 장에게 보고하여야 하고, 해당 환자와 그 동거인에게 질병관리청장이 정하는 감염 방지 방법 등을 지도하여야 한다. 다만, 의료기관에 소속되지 아니한 의사, 치과의사 또는 한의사는 그 사실을 관할 보건소장에게 신고하여야 한다.
1. 감염병환자등을 진단하거나 그 사체를 검안(檢案)한 경우

정답

31. ③ 32. ② 33. ④

**34.** 「감염병의 예방 및 관리에 관한 법률」상 의료기관에 소속된 의사, 치과의사 또는 한의사가 감염병환자등을 진단하거나 그 사체를 검안하였을 때 누구에게 보고하는가?

① 보건복지부장관 ② 질병관리청장
③ 보건소장 ④ 시장 · 군수 · 구청장
⑤ 소속 의료기관의 장

해설 **제11조(의사 등의 신고)** ① 의사, 치과의사 또는 한의사는 다음 각 호의 어느 하나에 해당하는 사실(제16조제6항에 따라 표본감시 대상이 되는 제4급감염병으로 인한 경우는 제외한다)이 있으면 소속 의료기관의 장에게 보고하여야 하고, 해당 환자와 그 동거인에게 질병관리청장이 정하는 감염 방지 방법 등을 지도하여야 한다. 다만, 의료기관에 소속되지 아니한 의사, 치과의사 또는 한의사는 그 사실을 관할 보건소장에게 신고하여야 한다.
1. 감염병환자등을 진단하거나 그 사체를 검안한 경우

**35.** 「감염병의 예방 및 관리에 관한 법률」상 감염병과 관련하여 신고를 받은 후 보건소장이 특별자치시장 · 특별자치도지사 또는 시장 · 군수 · 구청장에게 보고할 때 감염병 구분에 따른 보고시기로 옳지 않은 것은?

① 제1급감염병의 발생, 사망, 병원체 검사 결과의 보고: 즉시
② 제2급감염병의 발생, 사망, 병원체 검사 결과의 보고: 24시간 이내
③ 제3급감염병의 발생, 사망, 병원체 검사 결과의 보고: 3일 이내
④ 제4급감염병의 발생, 사망의 보고: 7일 이내
⑤ 예방접종 후 이상반응의 보고: 즉시

해설 **시행규칙 제10조(보건소장 등의 보고)** ① 의사등의 신고 및 그 밖의 신고의무자에 따라 신고를 받은 보건소장 → 특별자치시장 · 특별자치도지사, 시장 · 군수 · 구청장에 보고 → 질병관리청장 및 시 · 도지사에게 보고
1. 제1급감염병의 발생, 사망, 병원체 검사결과의 보고: 신고를 받은 후 즉시
2. 제2급감염병 및 제3급감염병의 발생, 사망 및 병원체 검사결과의 보고: 신고를 받은 후 24시간 이내
3. 제4급감염병의 발생 및 사망의 보고: 신고를 받은 후 7일 이내
4. 예방접종 후 이상반응의 보고: 신고를 받은 후 즉시

**36.** 「감염병의 예방 및 관리에 관한 법률」상 보고를 받은 의료기관의 장 및 감염병병원체 확인기관의 장은 제2급감염병 및 제3급감염병의 경우에 그 사실을 관할 보건소장에게 언제까지 신고하여야 하는가?

① 즉시 ② 24시간 이내
③ 3일 이내 ④ 1주일 이내
⑤ 30일 이내

해설 **시행규칙 제10조(보건소장 등의 보고)** 2. 제2급감염병 및 제3급감염병의 발생, 사망 및 병원체 검사결과의 보고: 법 제11조 및 제12조에 따라 신고를 받은 후 24시간 이내

정답

34. ⑤ 35. ③ 36. ②

**37.** 「감염병의 예방 및 관리에 관한 법률」상 의료기관의 장이 7일 이내에 질병관리청장 또는 관할 보건소장에게 신고해야 하는 감염병은?

① 제1급감염병 ② 제2급감염병 ③ 제3급감염병
④ 제4급감염병 ⑤ 생물테러감염병

해설 **시행규칙 제10조(보건소장 등의 보고)** 3. 제4급감염병의 발생 및 사망의 보고: 법 제11조 및 제12조에 따라 신고를 받은 후 7일 이내

**38.** 「감염병의 예방 및 관리에 관한 법률」상 보고를 받은 의료기관의 장은 제1급감염병 환자를 진단하거나 또는 시체를 검안한 경우 언제 신고하여야 하는가?

① 즉시, 시 · 도지사 또는 관할 보건소장
② 즉시, 관할 보건소장
③ 7일 이내, 질병관리청장 또는 관할 보건소장
④ 7일 이내, 시장 · 군수 · 구청장 또는 관할 보건소장
⑤ 24시간 이내, 지역 보건환경연구원장 또는 관할 경찰서장

해설 **제11조(의사 등의 신고)** ③ 제1항 및 제2항에 따라 보고를 받은 의료기관의 장 및 제16조의2에 따른 감염병병원체 확인기관의 장은 제1급감염병의 경우에는 즉시, 제2급감염병 및 제3급감염병의 경우에는 24시간 이내에, 제4급감염병의 경우에는 7일 이내에 질병관리청장 또는 관할 보건소장에게 신고하여야 한다.

**39.** 「감염병의 예방 및 관리에 관한 법률」상 의료기관의 장이 디프테리아 예방접종 후 이상 반응자를 보고를 받은 후 신고 절차는?

① 시 · 도지사에게 즉시 신고
② 관할 보건소장에게 즉시 신고
③ 관할 보건소장에게 7일 이내 신고
④ 관할 보건소장에게 24시간 이내 신고
⑤ 보건복지부장관에게 24시간 이내 신고

해설 **제11조(의사 등의 신고)** ① 의사, 치과의사 또는 한의사는 다음 각 호의 어느 하나에 해당하는 사실(제16조제6항에 따라 표본감시 대상이 되는 제4급감염병으로 인한 경우는 제외한다)이 있으면 소속 의료기관의 장에게 보고하여야 하고, 해당 환자와 그 동거인에게 질병관리청장이 정하는 감염 방지 방법 등을 지도하여야 한다. 다만, 의료기관에 소속되지 아니한 의사, 치과의사 또는 한의사는 그 사실을 관할 보건소장에게 신고하여야 한다.

1. 감염병환자등을 진단하거나 그 사체를 검안(檢案)한 경우
2. 예방접종 후 이상반응자를 진단하거나 그 사체를 검안한 경우
3. 감염병환자등이 제1급감염병부터 제3급감염병까지에 해당하는 감염병으로 사망한 경우
4. 감염병환자로 의심되는 사람이 감염병병원체 검사를 거부하는 경우

③ 제1항 및 제2항에 따라 보고를 받은 의료기관의 장 및 제16조의2에 따른 감염병병원체 확인기관의 장은 제1급감염병의 경우에는 즉시, 제2급감염병 및 제3급감염병의 경우에는 24시간 이내에, 제4급감염병의 경우에는 7일 이내에 질병관리청장 또는 관할 보건소장에게 신고하여야 한다.

정답

37. ④ 38. ② 39. ②

**40.** 「감염병의 예방 및 관리에 관한 법률」상 의료기관의 장은 인플루엔자나 간흡충증 환자 발생 시 신고기한과 신고인으로 옳은 것은?

① 지체 없이, 질병관리청장
② 7일, 지역 보건환경연구원장 또는 관할 경찰서장
③ 7일, 관할 보건소장
④ 14일, 시장 · 군수 · 구청장 또는 관할 보건소장
⑤ 지체 없이, 보건복지부장관 또는 관할 보건소장

해설 **제11조(의사 등의 신고)** ③ 제1항 및 제2항에 따라 보고를 받은 의료기관의 장 및 제16조의2에 따른 감염병병원체 확인기관의 장은 제1급감염병의 경우에는 즉시, 제2급감염병 및 제3급감염병의 경우에는 24시간 이내에, 제4급감염병의 경우에는 7일 이내에 질병관리청장 또는 관할 보건소장에게 신고하여야 한다.

**41.** 「감염병의 예방 및 관리에 관한 법률」상 예방접종 후 이상반응자를 진단하거나 그 사체를 검안한 경우 신고의무자는?

① 간호사
② 조산사
③ 치과의사
④ 치과위생사
⑤ 응급구조사

해설 **제11조(의사 등의 신고)** ① 의사, 치과의사 또는 한의사는 다음 각 호의 어느 하나에 해당하는 사실(제16조제6항에 따라 표본감시 대상이 되는 제4급감염병으로 인한 경우는 제외한다)이 있으면 소속 의료기관의 장에게 보고하여야 하고, 해당 환자와 그 동거인에게 질병관리청장이 정하는 감염 방지 방법 등을 지도하여야 한다. 다만, 의료기관에 소속되지 아니한 의사, 치과의사 또는 한의사는 그 사실을 관할 보건소장에게 신고하여야 한다.
2. 예방접종 후 이상반응자를 진단하거나 그 사체를 검안한 경우

**42.** 「감염병의 예방 및 관리에 관한 법률」상 감염병병원체 확인기관의 장이 감염병 환자 발생 시 즉시 관할 보건소장에게 신고해야 할 감염병은?

① 결핵
② A형간염
③ 후천성면역결핍증
④ 디프테리아
⑤ 지카바이러스감염증

해설 **시행규칙 제10조(보건소장 등의 보고)** 1. 제1급감염병의 발생, 사망, 병원체 검사결과의 보고: 법 제11조 및 제12조에 따라 신고를 받은 후 즉시 (디프테리아)
2. 제2급감염병 및 제3급감염병의 발생, 사망 및 병원체 검사결과의 보고: 법 제11조 및 제12조에 따라 신고를 받은 후 24시간 이내
3. 제4급감염병의 발생 및 사망의 보고: 법 제11조 및 제12조에 따라 신고를 받은 후 7일 이내

정답

40. ③ 41. ③ 42. ④

**43.** 「감염병의 예방 및 관리에 관한 법률」상 다음 ( )순으로 맞는 것은?

> 의료기관의 장 및 감염병병원체 확인기관의 장은 제1급감염병의 경우에는 ( ), 제2급감염병 및 제3급감염병의 경우에는 ( ), 질병관리청장 또는 관할 보건소장에게 신고하여야 한다.

① 즉시, 24시간 이내
② 즉시, 7일 이내
③ 24시간 이내, 7일 이내
④ 48시간 이내, 7일 이내
⑤ 즉시, 48시간 이내

해설 **제11조(의사 등의 신고)** ③ 제1항 및 제2항에 따라 보고를 받은 의료기관의 장 및 제16조의2에 따른 감염병병원체 확인기관의 장은 제1급감염병의 경우에는 즉시, 제2급감염병 및 제3급감염병의 경우에는 24시간 이내에, 제4급감염병의 경우에는 7일 이내에 질병관리청장 또는 관할 보건소장에게 신고하여야 한다.

**44.** 「감염병의 예방 및 관리에 관한 법률」상 의사로부터 감염병환자 발생을 보고 받은 보건소장은 누구에게 보고해야 하는가?

① 시 · 도지사
② 국립의료원장
③ 보건복지부장관
④ 질병관리청장
⑤ 관할 특별자치시장 · 특별자치도지사 또는 시장 · 군수 · 구청장

해설 **제13조(보건소장 등의 보고 등)** ① 제11조 및 제12조에 따라 신고를 받은 보건소장은 그 내용을 관할 특별자치시장 · 특별자치도지사 또는 시장 · 군수 · 구청장에게 보고하여야 하며, 보고를 받은 특별자치시장 · 특별자치도지사는 질병관리청장에게, 시장 · 군수 · 구청장은 질병관리청장 및 시 · 도지사에게 이를 각각 보고하여야 한다.

**45.** 「감염병의 예방 및 관리에 관한 법률」 상 다음 ( )에 해당하는 것은?

> 의료기관의 장으로부터 감염병 환자 발생의 신고를 받은 ( )은 그 내용을 관할 특별자치시장 · 특별자치도지사 또는 시장 · 군수 · 구청장에게 보고하여야 하며, 보고를 받은 특별자치시장 · 특별자치도지사는 질병관리청장에게, ( )은 질병관리청장 및 시 · 도지사에게 이를 각각 보고하여 야 한다.

① 병원장 – 보건소장
② 의사 – 보건소장
③ 의사 – 시장 · 군수 · 구청장
④ 보건소장 – 보건의료원장
⑤ 보건소장 – 시장 · 군수 · 구청장

해설 **제13조(보건소장 등의 보고 등)** ① 제11조 및 제12조에 따라 신고를 받은 보건소장은 그 내용을 관할 특별자치시장 · 특별자치도지사 또는 시장 · 군수 · 구청장에게 보고하여야 하며, 보고를 받은 특별자치시장 · 특별자치도지사는 질병관리청장에게, 시장 · 군수 · 구청장은 질병관리청장 및 시 · 도지사에게 이를 각각 보고하여야 한다.

정답

43. ① 44. ⑤ 45. ⑤

**46.** 「감염병의 예방 및 관리에 관한 법률」상 보건복지부령으로 정하는 감염병에서 그 밖의 신고대상 감염병이 아닌 것은?

① 결핵　　② 홍역
③ 콜레라　　④ 장티푸스
⑤ 발진티푸스

해설 **시행규칙 제8조(그 밖의 신고대상 감염병)** ① 법 제12조제1항 각 호 외의 부분 중에서 "보건복지부령으로 정하는 감염병"이란 다음 각 호의 감염병을 말한다.
1. 결핵 2. 홍역 3. 콜레라 4. 장티푸스 5. 파라티푸스 6. 세균성이질 7. 장출혈성대장균감염증 8. A형간염

**47.** 「감염병의 예방 및 관리에 관한 법률」상 그 밖의 신고의무자가 아닌 것은?

① 경영자　　② 세대주
③ 관리인　　④ 대표자
⑤ 종업원

해설 **제12조(그 밖의 신고의무자)** ① 다음 각 호의 어느 하나에 해당하는 사람은 제1급감염병부터 제3급감염병까지에 해당하는 감염병 중 보건복지부령으로 정하는 감염병이 발생한 경우에는 의사, 치과의사 또는 한의사의 진단이나 검안을 요구하거나 해당 주소지를 관할하는 보건소장에게 신고하여야 한다.
1. 일반가정에서는 세대를 같이하는 세대주. 다만, 세대주가 부재중인 경우에는 그 세대원
2. 학교, 사회복지시설, 병원, 관공서, 회사, 공연장, 예배장소, 선박 · 항공기 · 열차 등 운송수단, 각종 사무소 · 사업소, 음식점, 숙박업소 또는 그 밖에 여러 사람이 모이는 장소로서 보건복지부령으로 정하는 장소의 관리인, 경영자 또는 대표자
3. 「약사법」에 따른 약사 · 한약사 및 약국개설자

**48.** 「감염병의 예방 및 관리에 관한 법률」상 보건소장은 예방접종 후 이상반응 발생 보고를 특별자치시장 · 특별자치도지사 또는 시장 · 군수 · 구청장에게 언제 보고하는가?

① 7일 이내 보고
③ 24시간 이내 보고
② 48시간 이내 보고
④ 신고를 받은 후 즉시
⑤ 신고를 받은 후 1주일 후

해설 **제13조(보건소장 등의 보고 등)** ① 제11조 및 제12조에 따라 신고를 받은 보건소장은 그 내용을 관할 특별자치시장 · 특별자치도지사 또는 시장 · 군수 · 구청장에게 보고하여야 하며, 보고를 받은 특별자치시장 · 특별자치도지사는 질병관리청장에게, 시장 · 군수 · 구청장은 질병관리청장 및 시 · 도지사에게 이를 각각 보고하여야 한다.
**시행규칙 제10조(보건소장 등의 보고)** 4. 예방접종 후 이상반응의 보고: 법 제11조에 따라 신고를 받은 후 즉시

정답

46. ⑤　47. ⑤　48. ④

**49.** 「감염병의 예방 및 관리에 관한 법률」상 보건소장이 제2급감염병 환자 및 제3급감염병 환자 검사결과 발생 시 보고 시기는?

① 즉시 ② 24시간 이내 ③ 48시간 이내
④ 7일 이내 ⑤ 15일 이내

해설 **시행규칙 제10조(보건소장 등의 보고)** 2. 제2급감염병 및 제3급감염병의 발생, 사망 및 병원체 검사결과의 보고: 법 제11조 및 제12조에 따라 신고를 받은 후 24시간 이내

**50.** 「감염병의 예방 및 관리에 관한 법률」상 보건소장의 제4급감염병 발생 및 사망의 보고 시기는?

① 즉시 ② 24시간 이내 ③ 48시간 이내
④ 7일 이내 ⑤ 15일 이내

해설 **시행규칙 제10조(보건소장 등의 보고)** 3. 제4급감염병의 발생 및 사망의 보고: 법 제11조 및 제12조에 따라 신고를 받은 후 7일 이내

**51.** 「감염병의 예방 및 관리에 관한 법률」상 인수공통감염병의 통보에서 가축전염병예방법에 따라 신고를 받은 국립가축방역기관장, 시장 · 군수 · 구청장 또는 시 · 도 가축방역기관의 장이 발생 즉시 통보하여야 하는 인수공통감염병이 아닌 것은?

① 탄저 ② 광견병
③ 동물인플루엔자 ④ 크로이츠펠트-야콥병
⑤ 고병원성조류인플루엔자

해설 **제14조(인수공통감염병의 통보)** 1. 탄저 2. 고병원성조류인플루엔자 3. 광견병 4. 그 밖에 대통령령으로 정하는 인수공통감염병
**시행령 제9조(그 밖의 인수공통감염병)** 법 제14조제1항제4호에서 "대통령령으로 정하는 인수공통감염병"이란 동물인플루엔자를 말한다.

**52.** 「감염병의 예방 및 관리에 관한 법률」상 인수공통감염병 중 즉시 질병관리청장에게 통보해야 하는 감염병은?

| 가. 탄저 | 나. 광견병 |
|---|---|
| 다. 동물인플루엔자 | 라. 고병원성 조류인플루엔자 |

① 가, 나, 다 ② 가, 다 ③ 나, 라
④ 라 ⑤ 가, 나, 다, 라

해설 **제14조(인수공통감염병의 통보)** 1. 탄저 2. 고병원성조류인플루엔자 3. 광견병 4. 그 밖에 대통령령으로 정하는 인수공통감염병
**시행령 제9조(그 밖의 인수공통감염병)** 법 제14조제1항제4호에서 "대통령령으로 정하는 인수공통감염병"이란 동물인플루엔자를 말한다.

정답

49. ② 50. ④ 51. ④
52. ⑤

**53.** 「감염병의 예방 및 관리에 관한 법률」상 보건소장은 감염병환자등의 명부를 작성하고 몇 년간 서류를 보관하는가?

① 1년 ② 3년
③ 5년 ④ 7년
⑤ 10년

해설 **시행규칙 제12조(감염병환자등의 명부 작성 및 관리)** ① 보건소장은 법 제15조에 따라 별지 제4호서식의 감염병환자등의 명부를 작성하고 이를 3년간 보관하여야 한다.

**54.** 「감염병의 예방 및 관리에 관한 법률」상 보건소장은 예방접종 후 이상반응자의 명부를 작성하고 몇 년간 서류를 보관하는가?

① 1년 ② 3년
③ 5년 ④ 7년
⑤ 10년

해설 **시행규칙 제12조(감염병환자등의 명부 작성 및 관리)** ② 보건소장은 법 제15조에 따라 별지 제5호서식의 예방접종 후 이상반응자의 명부를 작성하고 이를 10년간 보관하여야 한다.

**55.** 「감염병의 예방 및 관리에 관한 법률」상 표본 감시의료기관이 감시하여야 하는 감염병은?

① 홍역 ② A형간염
③ 장티푸스 ④ 말라리아
⑤ 인플루엔자

해설 **시행규칙 제14조(감염병 표본감시기관의 지정 등)** 1. 인플루엔자: 다음 각 목의 기관 · 시설 · 단체 또는 법인

**56.** 「감염병의 예방 및 관리에 관한 법률」상 보건의료기관이나 그 밖의 기관 또는 단체를 감염병 표본감시기관으로 지정할 수 있는 자는?

① 보건소장 ② 시 · 도지사
③ 질병관리청장 ④ 보건복지부차관
⑤ 시장 · 군수 · 구청장

해설 **제16조(감염병 표본감시 등)** ① 질병관리청장은 감염병의 표본감시를 위하여 질병의 특성과 지역을 고려하여 「보건의료기본법」에 따른 보건의료기관이나 그 밖의 기관 또는 단체를 감염병 표본감시기관으로 지정할 수 있다.

정답

53. ② 54. ⑤ 55. ⑤
56. ③

**57.** 「감염병의 예방 및 관리에 관한 법률」상 실험실 검사 등을 통하여 감염병병원체를 확인할 수 있는 기관이 아닌 것은?

① 보건소 ② 질병관리청
③ 질병대응센터 ④ 보건환경연구원
⑤ 의료기관 중 병원

해설 **제16조의2(감염병병원체 확인기관)**
1. 질병관리청
2. 질병대응센터
3. 「보건환경연구원법」 제2조에 따른 보건환경연구원
4. 「지역보건법」 제10조에 따른 보건소
5. 「의료법」 제3조에 따른 의료기관 중 진단검사의학과 전문의가 상근(常勤)하는 기관
6. 「고등교육법」 제4조에 따라 설립된 의과대학 중 진단검사의학과가 개설된 의과대학
7. 「결핵예방법」 제21조에 따라 설립된 대한결핵협회(결핵환자의 병원체를 확인하는 경우만 해당한다)
8. 「민법」 제32조에 따라 한센병환자 등의 치료 · 재활을 지원할 목적으로 설립된 기관(한센병환자의 병원체를 확인하는 경우만 해당한다)
9. 인체에서 채취한 검사물에 대한 검사를 국가, 지방자치단체, 의료기관 등으로부터 위탁받아 처리하는 기관 중 진단검사의학과 전문의가 상근하는 기관

**58.** 「감염병의 예방 및 관리에 관한 법률」상 감염병의 관리 및 감염 실태와 내성균 실태를 파악하기 위하여 실태조사를 실시하고, 그 결과를 공표하여야 하는 사람은?

| 가. 시 · 도지사 | 나. 질병관리청장 |
|---|---|
| 다. 시장 · 군수 · 구청장 | 라. 보건복지부장관 |

① 가, 나, 다 ② 가, 다 ③ 나, 라
④ 라 ⑤ 가, 나, 다, 라

해설 **제17조(실태조사)** ① 질병관리청장, 시 · 도지사 및 시장 · 군수 · 구청장은 감염병의 예방 및 관리에 관한 정책을 효과적으로 수립 · 시행하기 위하여 다음 각 호의 구분에 따라 실태조사를 실시하고, 그 결과를 공표하여야 한다.

**59.** 「감염병의 예방 및 관리에 관한 법률」상 감염병이 발생하여 유행할 우려가 있거나, 감염병 여부가 불분명하나 발병원인을 조사할 필요가 있다고 인정하면 지체없이 역학조사를 실시할 수 있는 사람은?

① 대통령
② 국립검역소장
③ 보건복지부장관
④ 보건환경연구원장
⑤ 질병관리청장 및 시 · 도지사 또는 시장 · 군수 · 구청장

해설 **제18조(역학조사)** ① 질병관리청장, 시 · 도지사 또는 시장 · 군수 · 구청장은 감염병이 발생하여 유행할 우려가 있거나, 감염병 여부가 불분명하나 발병원인을 조사할 필요가 있다고 인정하면 지체 없이 역학조사를 하여야 한다.

정답

57. ⑤ 58. ① 59. ⑤

**60.** 「감염병의 예방 및 관리에 관한 법률」상 고위험병원체를 보유 · 관리하는 자는 매년 고위험병원체 보유현황에 대한 기록을 작성하여 누구에게 제출해야 하는가?

① 보건소장
② 보건복지부장관
③ 질병관리청장
④ 시장 · 군수 · 구청장
⑤ 역학조사관

해설 **제21조(고위험병원체의 분리, 분양 · 이동 및 이동신고)** ⑥ 고위험병원체를 보유 · 관리하는 자는 매년 고위험병원체 보유현황에 대한 기록을 작성하여 질병관리청장에게 제출하여야 한다.

**61.** 「감염병의 예방 및 관리에 관한 법률」상 고위험병원체를 보유 · 관리하는 자는 고위험병원체 보존현황에 대한 기록을 작성하여 제출하는 시기와 해당자는?

① 매년 시 · 도지사
② 매년 보건복지부장관
③ 매년 질병관리청장
④ 6개월마다 보건복지부장관
⑤ 6개월마다 질병관리청장

해설 **제21조(고위험병원체의 분리, 분양 · 이동 및 이동신고)** ⑥ 고위험병원체를 보유 · 관리하는 자는 매년 고위험병원체 보유현황에 대한 기록을 작성하여 질병관리청장에게 제출하여야 한다

**62.** 「감염병의 예방 및 관리에 관한 법률」상 감염병 환자, 식품 또는 동식물 등으로부터 고위험병원체를 분리한 자의 조치는?

① 즉시 보건소장에게 신고
② 지체 없이 국립검역소장에게 신고
③ 7일 이내 질병관리청장에게 보고
④ 지체 없이 질병관리청장에게 신고
⑤ 지체 없이 식품의약품안전처장에게 신고

해설 **제21조(고위험병원체의 분리, 분양 · 이동 및 이동신고)** ① 감염병환자, 식품, 동식물, 그 밖의 환경 등으로부터 고위험병원체를 분리한 자는 지체 없이 고위험병원체의 명칭, 분리된 검체명, 분리 일자 등을 질병관리청장에게 신고하여야 한다.

**63.** 「감염병의 예방 및 관리에 관한 법률」상 고위험병원체를 분양 · 이동받으려는 자는 사전에 고위험병원체의 명칭, 분양 및 이동계획 등을 누구에게 신고해야 하는가?

① 보건소장
② 시 · 도지사
③ 질병관리청장
④ 특별자치도지사
⑤ 시장 · 군수 · 구청장

해설 **제21조(고위험병원체의 분리, 분양 · 이동 및 이동신고)** ② 고위험병원체를 분양 · 이동받으려는 자는 사전에 고위험병원체의 명칭, 분양 및 이동계획 등을 질병관리청장에게 신고하여야 한다.

정답

60. ③ 61. ③ 62. ④
63. ③

**64.** 「감염병의 예방 및 관리에 관한 법률」상 고위험 병원체를 이동하려는 자가 질병관리청장에게 신고하여야 하는 사항으로 옳은 것은?

① 병원체의 종류 ② 분리된 검체명 ③ 분리 일시
④ 검사방법 ⑤ 이동계획

해설 **제21조(고위험병원체의 분리, 분양 · 이동 및 이동신고)** ③ 고위험병원체를 이동하려는 자는 사전에 고위험병원체의 명칭과 이동계획 등을 질병관리청장에게 신고하여야 한다.

**65.** 「감염병의 예방 및 관리에 관한 법률」상 다음 사항은 누구에게 제출해야 하는가?

| 가. 고위험병원체 인수신고<br>나. 고위험병원체 반입 허가 신청<br>다. 고위험병원체 분리 · 이동 신고<br>라. 고위험병원체 취급시설의 설치 · 운영 허가 및 신고 |
|---|

① 보건소장 ② 질병관리청장 ③ 시 · 도지사
④ 시장 · 군수 · 구청장 ⑤ 역학조사관

해설 **제21조(고위험병원체의 분리, 분양 · 이동 및 이동신고)**
**제22조(고위험병원체의 반입 허가 등)**

**66.** 「감염병의 예방 및 관리에 관한 법률」상 ( )에 해당하는 것은?

| 고위험병원체를 인수하여 이동하려는 자는 ( )이 정하는 장소 중에서 인수 장소를 지정하여야 한다. |
|---|

① 대통령 ② 시 · 도지사 ③ 질병관리청장
④ 특별자치도지사 ⑤ 시장 · 군수 · 구청장

해설 **시행령 제19조(고위험병원체 인수 장소 지정)** 법 제22조제3항에 따라 고위험병원체를 인수하여 이동하려는 자는 질병관리청장이 정하는 장소 중에서 인수 장소를 지정하여야 한다.

**67.** 「감염병의 예방 및 관리에 관한 법률」상 고위험병원체의 반입 허가 등에서 감염병의 진단 및 학술 연구 등을 목적 으로 고위험병원체를 국내로 반입하려는 자는 대통령령으로 정하는 요건 을 갖추어 누구의 허가를 받아야 하는가?

① 보건소장 ② 시 · 도지사 ③ 국립검역소장
④ 질병관리청장 ⑤ 식품의약품안전처장

해설 **제22조(고위험병원체의 반입 허가 등)** ① 감염병의 진단 및 학술 연구 등을 목적으로 고위험병원체를 국내로 반입하려는 자는 다음 각 호의 요건을 갖추어 질병관리청장의 허가를 받아야 한다.

정답

64. ⑤ 65. ② 66. ③
67. ④

**68.** 「감염병의 예방 및 관리에 관한 법률」상 고위험병원체의 반입 허가 등의 요건이 아닌 것은?

① 질병관리청장의 허가를 받을 것
② 고위험병원체 전담관리자를 둘 것
③ 고위험병원체 취급시설을 설치 · 운영할 것
④ 고위험병원체의 안전한 수송 및 비상조치 계획을 수립할 것
⑤ 고위험병원체 취급시설의 안전관리 준수사항을 준수할 것

해설 **제22조(고위험병원체의 반입 허가 등)** ① 감염병의 진단 및 학술 연구 등을 목적으로 고위험병원체를 국내로 반입하려는 자는 다음 각 호의 요건을 갖추어 질병관리청장의 허가를 받아야 한다.
1. 제23조제1항에 따른 고위험병원체 취급시설을 설치 · 운영하거나 고위험병원체 취급시설을 설치 · 운영하고 있는 자와 고위험병원체 취급시설을 사용하는 계약을 체결할 것
2. 고위험병원체의 안전한 수송 및 비상조치 계획을 수립할 것
3. 보건복지부령으로 정하는 요건을 갖춘 고위험병원체 전담관리자를 둘 것

**69.** 「감염병의 예방 및 관리에 관한 법률」상 예방 및 관리에 관한 법률」상 시장 · 군수 · 구청장이 관할 보건소를 통하여 필수예방접종을 실시하여야 하는 감염병은?

① 두창
② 성홍열
③ 파라티푸스
④ 엔테로바이러스 감염증
⑤ 그룹 A형 로타바이러스 감염증

해설 **제24조(필수예방접종)** 1. 디프테리아 2. 폴리오 3. 백일해 4. 홍역 5. 파상풍 6. 결핵 7. B형간염 8. 유행성이하선염 9. 풍진 10. 수두 11. 일본뇌염 12. b형헤모필루스인플루엔자 13. 폐렴구균 14. 인플루엔자 15. A형간염 16. 사람유두종바이러스 감염증 17. 그룹 A형 로타바이러스 감염증 18. 그 밖에 질병관리청장이 감염병의 예방을 위하여 필요하다고 인정하여 지정하는 감염병

**70.** 「감염병의 예방 및 관리에 관한 법률」상 필수예방접종이 아닌 것은?

① 두창, 콜레라　　② 결핵, B형간염
③ 일본뇌염, 홍역　　④ 디프테리아, 폴리오
⑤ 인플루엔자, A형간염

해설 **제24조(필수예방접종)** 1. 디프테리아 2. 폴리오 3. 백일해 4. 홍역 5. 파상풍 6. 결핵 7. B형간염 8. 유행성이하선염 9. 풍진 10. 수두 11. 일본뇌염 12. b형헤모필루스인플루엔자 13. 폐렴구균 14. 인플루엔자 15. A형간염 16. 사람유두종바이러스 감염증 17. 그룹 A형 로타바이러스 감염증 18. 그 밖에 질병관리청장이 감염병의 예방을 위하여 필요하다고 인정하여 지정하는 감염병

정답

68. ⑤　69. ⑤　70. ①

**71.** 「감염병의 예방 및 관리에 관한 법률」상 보건소를 통하여 필수예방접종을 실시할 수 있는 자는?

① 관할보건소장
② 질병관리청장
③ 보건복지부장관
④ 특별자치시장 · 특별자치도지사 또는 시장 · 군수 · 구청장
⑤ 보건복지부장관, 시 · 도지사 또는 시장 · 군수 · 구청장

해설 **제24조(필수예방접종)** ① 특별자치시장 · 특별자치도지사 또는 시장 · 군수 · 구청장은 다음 각 호의 질병에 대하여 관할 보건소를 통하여 필수예방접종(이하 "필수예방접종")을 실시하여야 한다.

**72.** 「감염병의 예방 및 관리에 관한 법률」상 필수예방접종 대상 감염병으로 옳게 조합된 것은?

① 일본뇌염–결핵–폴리오–발진열
② 한센병–수두–폴리오–A형간염
③ 두창–백일해–페스트–B형간염
④ 인플루엔자–백일해–폴리오–홍역
⑤ 인플루엔자–디프테리아–말라리아–홍역

해설 **제24조(필수예방접종)** 1. 디프테리아 2. 폴리오 3. 백일해 4. 홍역 5. 파상풍 6. 결핵 7. B형간염 8. 유행성이하선염 9. 풍진 10. 수두 11. 일본뇌염 12. b형헤모필루스인플루엔자 13. 폐렴구균 14. 인플루엔자 15. A형간염 16. 사람유두종바이러스 감염증 17. 그룹 A형 로타바이러스 감염증 18. 그 밖에 질병관리청장이 감염병의 예방을 위하여 필요하다고 인정하여 지정하는 감염병

**73.** 「감염병의 예방 및 관리에 관한 법률」상 특별자치시장, 특별자치도지사 또는 시장 · 군수 · 구청장이 의료기관을 지정하여 예방접종업무를 위탁할 때 작성하는 위탁계약서의 내용이 아닌 것은?

① 위탁계약기간
② 위탁계약조건
③ 위탁계약해지
④ 예방접종 업무의 위탁범위
⑤ 예방접종 비용 상환절차

해설 **시행령 제20조(예방접종업무의 위탁)** ② 특별자치시장 · 특별자치도지사 또는 시장 · 군수 · 구청장은 제1항에 따라 예방접종업무를 위탁할 때에는 다음 각 호의 사항이 포함된 위탁계약서를 작성하여야 한다.
1. 예방접종업무의 위탁범위에 관한 사항
2. 위탁계약 기간에 관한 사항
3. 위탁계약 조건에 관한 사항
4. 위탁계약 해지에 관한 사항

**정답**

71. ④ 72. ④ 73. ⑤

**74.** 「감염병의 예방 및 관리에 관한 법률」상 예방접종업무를 위탁하였을 때 예방접종 비용 산정 및 비용 상환 절차 등에 관해 필요한 사항을 정하여 고시하는 자는?

① 보건소장
② 시 · 도지사
③ 질병관리청장
④ 시장 · 군수 · 구청장
⑤ 식품의약품안전처장

해설 **시행령 제20조(예방접종업무의 위탁)** ③ 예방접종업무를 위탁한 경우의 예방접종 비용 산정 및 비용 상환 절차 등에 관하여 필요한 사항은 질병관리청장이 정하여 고시한다

**75.** 「감염병의 예방 및 관리에 관한 법률」상 고위험병원체를 보유 · 관리하는 자는 매년 고위험 병원체 보유현황에 대한 기록을 작성하여 누구에게 제출하여야 하는가?

① 보건소장
② 시 · 도지사
③ 질병관리청장
④ 보건복지부장관
⑤ 시장 · 군수 · 구청장

해설 **제21조(고위험병원체의 분리, 분양 · 이동 및 이동신고)** ⑥ 고위험병원체를 보유 · 관리하는 자는 매년 고위험병원체 보유현황에 대한 기록을 작성하여 질병관리청장에게 제출하여야 한다.

**76.** 「감염병의 예방 및 관리에 관한 법률」상 필수예방접종과 임시예방접종을 실시하는 자는?

① 보건소장
② 질병관리청장
③ 보건복지부장관
④ 행정안전부장관
⑤ 특별자치시장 · 특별자치도지사 또는 시장 · 군수 · 구청장

해설 **제24조(필수예방접종)** ① 특별자치시장 · 특별자치도지사 또는 시장 · 군수 · 구청장은 다음 각 호의 질병에 대하여 관할 보건소를 통하여 필수예방접종(이하 "필수예방접종"이라 한다)을 실시하여야 한다.

**제25조(임시예방접종)** ① 특별자치시장 · 특별자치도지사 또는 시장 · 군수 · 구청장은 다음 각 호의 어느 하나에 해당하면 관할 보건소를 통하여 임시예방접종(이하 "임시예방접종"이라 한다)을 하여야 한다.

정답

74. ③ 75. ③ 76. ⑤

**77.** 「감염병의 예방 및 관리에 관한 법률」상 보건소에서 시행하기 어렵거나 보건소를 이용하기 불편한 주민 등에 대한 예방접종 업무를 의료기관에 위탁할 수 있는 자는?

① 보건소장
② 행정안전부장관
③ 질병관리청장
④ 보건복지부장관
⑤ 특별자치시장 · 특별자치도지사 또는 시장 · 군수 · 구청장

해설 **시행령 제20조(예방접종업무의 위탁)** ① 특별자치시장 · 특별자치도지사(관할 구역 안에 지방자치단체인 시 · 군이 있는 특별자치도의 도지사는 제외한다.) 또는 시장 · 군수 · 구청장은 법 제24조제2항 및 제25조제2항에 따라 보건소에서 시행하기 어렵거나 보건소를 이용하기 불편한 주민 등에 대한 예방접종업무를 다음 각 호에 해당하는 의료기관 중에서 특별자치시장 · 특별자치도지사 또는 시장 · 군수 · 구청장이 지정하는 의료기관에 위탁할 수 있다.

**78.** 「감염병의 예방 및 관리에 관한 법률」상 다음 (　)에 해당하는 것은?

| 필수예방접종 업무를 위탁한 경우의 예방접종 비용 산정 및 비용 상환 절차 등에 관하여 필요한 사항은 (　)이 정하여 고시한다. |
|---|

① 보건소장
② 시 · 도지사
③ 대통령
④ 질병관리청장
⑤ 시장 · 군수 · 구청장

해설 **시행령 제20조(예방접종업무의 위탁)** ③ 제1항에 따라 예방접종업무를 위탁한 경우의 예방접종 비용 산정 및 비용 상환 절차 등에 관하여 필요한 사항은 질병관리청장이 정하여 고시한다.

**79.** 「감염병의 예방 및 관리에 관한 법률」상 특별자치시장, 특별자치도지사 또는 시장 · 군수 · 구청장이 임시예방접종을 할 경우 미리 공고할 내용에 해당하지 않는 사항은?

① 접종일시
② 접종 장소
③ 예방접종 방법
④ 예방접종의 종류
⑤ 예방접종을 받을 사람의 범위

해설 **제26조(예방접종의 공고)** 특별자치시장 · 특별자치도지사 또는 시장 · 군수 · 구청장은 임시예방접종을 할 경우에는 예방접종의 일시 및 장소, 예방접종의 종류, 예방접종을 받을 사람의 범위를 정하여 미리 인터넷 홈페이지에 공고하여야 한다.

정답

77. ⑤　78. ④　79. ③

**80.** 「감염병의 예방 및 관리에 관한 법률」상 필수예방접종 증명서를 발급할 수 있는 자는?

| | |
|---|---|
| 가. 질병관리청장 | 나. 특별자치도지사 |
| 다. 시장 · 군수 · 구청장 | 라. 보건소장 |

① 가, 나, 다　② 가, 다　③ 나, 라
④ 라　⑤ 가, 나, 다, 라

해설 **제27조(예방접종증명서)** ① 질병관리청장, 특별자치시장 · 특별자치도지사 또는 시장 · 군수 · 구청장은 필수예방접종 또는 임시예방접종을 받은 사람 본인 또는 법정대리인에게 보건복지부령으로 정하는 바에 따라 예방접종증명서를 발급하여야 한다.

**81.** 「감염병의 예방 및 관리에 관한 법률」상 보건복지부령으로 정하는 바에 따라 예방접종에 관한 기록을 작성 · 보관하는 사람은?

① 보건소장　② 시 · 도지사
③ 질병관리청장　④ 보건복지부장관
⑤ 특별자치시장 · 특별자치도지사 또는 시장 · 군수 · 구청장

해설 **제28조(예방접종 기록의 보존 및 보고 등)** ① 특별자치시장 · 특별자치도지사 또는 시장 · 군수 · 구청장은 필수예방접종 및 임시예방접종을 하거나, 제2항에 따라 보고를 받은 경우에는 보건복지부령으로 정하는 바에 따라 예방접종에 관한 기록을 작성 · 보관하여야 하고, 특별자치시장 · 특별자치도지사는 질병관리청장에게, 시장 · 군수 · 구청장은 질병관리청장 및 시 · 도지사에게 그 내용을 각각 보고하여야 한다.

**82.** 「감염병의 예방 및 관리에 관한 법률」상 "예방접종의 효과"의 역학조사는 누가 실시해야 하는가?

① 시 · 도지사　② 질병관리청장　③ 보건소장
④ 보건복지부장관　⑤ 시장 · 군수 · 구청장

해설 **제29조(예방접종에 관한 역학조사)** 질병관리청장, 시 · 도지사 또는 시장 · 군수 · 구청장은 다음 각 호의 구분에 따라 조사를 실시하고, 예방접종 후 이상반응 사례가 발생하면 그 원인을 밝히기 위하여 제18조에 따라 역학조사를 하여야 한다.
1. 질병관리청장: 예방접종의 효과 및 예방접종 후 이상반응에 관한 조사
2. 시 · 도지사 또는 시장 · 군수 · 구청장: 예방접종 후 이상반응에 관한 조사

**83.** 「감염병의 예방 및 관리에 관한 법률」상 예방접종의 효과 및 예방접종 후 이상반응에 관한 역학조사는 누가 실시해야 하는가?

① 보건소장　② 시 · 도지사　③ 질병대응센터장
④ 질병관리청장　⑤ 시장 · 군수 · 구청장

해설 **제29조(예방접종에 관한 역학조사)** 질병관리청장, 시 · 도지사 또는 시장 · 군수 · 구청장은 다음 각 호의 구분에 따라 조사를 실시하고, 예방접종 후 이상반응 사례가 발생하면 그 원인을 밝히기 위하여 제18조에 따라 역학조사를 하여야 한다.
1. 질병관리청장: 예방접종의 효과 및 예방접종 후 이상반응에 관한 조사

정답

80. ①　81. ⑤　82. ②
83. ④

**84.** 「감염병의 예방 및 관리에 관한 법률」상 감염병예방법상 임시예방접종을 시행할 수 있는 경우는?

> 가. 질병관리청장이 시장 · 군수 · 구청장에게 예방접종 실시를 요청한 경우
> 나. 관할 보건소장의 명령이 있는 경우
> 다. 특별자치도지사 또는 시장 · 군수 · 구청장이 필요하다고 인정하는 경우
> 라. 국립검역소장이 국 · 내외 감염병의 예방을 위하여 필요하다고 판단하는 경우

① 가, 나, 다　② 가, 다　③ 나, 라
④ 라　⑤ 가, 나, 다, 라

해설 **제25조(임시예방접종)** ① 특별자치시장 · 특별자치도지사 또는 시장 · 군수 · 구청장은 다음 각 호의 어느 하나에 해당하면 관할 보건소를 통하여 임시예방접종(이하 "임시예방접종")을 하여야 한다.
1. 질병관리청장이 감염병 예방을 위하여 특별자치시장 · 특별자치도지사 또는 시장 · 군수 · 구청장에게 예방접종을 실시할 것을 요청한 경우
2. 특별자치시장 · 특별자치도지사 또는 시장 · 군수 · 구청장이 감염병 예방을 위하여 예방접종이 필요하다고 인정하는 경우

**85.** 「감염병의 예방 및 관리에 관한 법률」상 의료인 및 의료기관의 장은 필수예방접종 또 는 임시예방접종 후 혈소판감소성 혈전증 등 보건복지부령으로 정하는 이상반응이 나타나거나 의심되는 사람을 발견한 경우 누구에게 검사를 의뢰할 수 있는가?

① 보건소장
② 질병관리청장
③ 보건복지부장관
④ 시장 · 군수 · 구청장
⑤ 특별자치시장 · 특별자치도지사

해설 **제29조의2(예방접종 후 이상반응에 대한 검사)** ① 「의료법」에 따른 의료인 및 의료기관의 장은 필수예방접종 또는 임시예방접종 후 혈소판감소성 혈전증 등 보건복지부령으로 정하는 이상반응이 나타나거나 의심되는 사람을 발견한 경우에는 질병관리청장에게 이상반응에 대한 검사를 의뢰할 수 있다.

**86.** 「감염병의 예방 및 관리에 관한 법률」상 예방접종으로 인한 질병 · 장애 · 사망의 원인 규명 및 피해 보상 등을 조사하기 위하여 예방접종피해조사반을 두는 곳은?

① 시 · 도　② 시 · 군 · 구
③ 관할보건소　④ 보건복지부
⑤ 질병관리청

해설 **제30조(예방접종피해조사반)** ① 제71조제1항 및 제2항에 규정된 예방접종으로 인한 질병 · 장애 · 사망의 원인 규명 및 피해 보상 등을 조사하고 제72조제1항에 따른 제3자의 고의 또는 과실 유무를 조사하기 위하여 질병관리청에 예방접종피해조사반을 둔다.

정답

84. ②　85. ②　86. ⑤

**87.** 「감염병의 예방 및 관리에 관한 법률」상 예방접종 완료 결과를 확인하여 예방접종을 끝내지 못한 영유아, 학생 등이 있으면 그 영유아 또는 학생 등에게 예방접종을 하여야 하는 자는?

① 보건소장 ② 학교의 장
③ 질병관리청장 ④ 보건복지부장관
⑤ 특별자치시장 · 특별자치도지사 또는 시장 · 군수 · 구청장

해설 **제31조(예방접종 완료 여부의 확인)** ③ 특별자치시장 · 특별자치도지사 또는 시장 · 군수 · 구청장은 제1항에 따른 제출 기록 및 제2항에 따른 확인 결과를 확인하여 예방접종을 끝내지 못한 영유아, 학생 등이 있으면 그 영유아 또는 학생 등에게 예방접종을 하여야 한다.

**88.** 「감염병의 예방 및 관리에 관한 법률」상 특별자치시장 · 특별자치도지사 또는 시장 · 군수 · 구청장은 예방접종 완료 여부에 대한 검사 기록을 제출 및 예방접종 여부를 요청할 수 있다. 해당되지 않는 자는?

① 유치원의 장 ② 초등학교의 장
③ 중학교의 장 ④ 어린이집의 원장
⑤ 고등학교의 장

해설 **제31조(예방접종 완료 여부의 확인)** ① 특별자치시장 · 특별자치도지사 또는 시장 · 군수 · 구청장은 초등학교와 중학교의 장에게 「학교보건법」 제10조에 따른 예방접종 완료 여부에 대한 검사 기록을 제출하도록 요청할 수 있다.
② 특별자치시장 · 특별자치도지사 또는 시장 · 군수 · 구청장은 「유아교육법」에 따른 유치원의 장과 「영유아보육법」에 따른 어린이집의 원장에게 보건복지부령으로 정하는 바에 따라 영유아의 예방접종 여부를 확인하도록 요청할 수 있다.

**89.** 예방접종약의 계획생산을 할 수 있는 경우는?

가. 시범접종에 사용할 목적으로 생산하게 하는 경우
나. 예방접종약품의 생산기간이 6개월 이상 걸릴 경우
다. 예방접종약품의 국내 공급이 부족하다고 판단될 경우
라. 예방접종약품의 원료를 외국으로부터 수입하여야 하는 경우

① 가, 나, 다 ② 가, 다
③ 나, 라 ④ 라
⑤ 가, 나, 다, 라

해설 **시행규칙 제27조(예방접종약품의 계획 생산)** ① 법 제33조제1항에 따라 질병관리청장이 의약품 제조업자로 하여금 예방접종약품을 미리 생산하게 할 수 있는 경우는 다음 각 호와 같다.
1. 예방접종약품의 원료를 외국으로부터 수입하여야 하는 경우
2. 시범접종에 사용할 목적으로 생산하게 하는 경우
3. 예방접종약품의 생산기간이 6개월 이상 걸릴 경우
4. 예방접종약품의 국내 공급이 부족하다고 판단될 경우

정답

87. ⑤ 88. ⑤ 89. ⑤

**90.** 「감염병의 예방 및 관리에 관한 법률」상 감염병의 예방접종에 필요한 수량의 예방접종약품을 미리 계산하여 의약품 제조업자에게 생산하게 할 수 있는 자는?

① 보건소장 ② 시 · 도지사 ③ 질병관리청장
④ 질병대응센터장 ⑤ 시장 · 군수 · 구청장

해설 **제33조(예방접종약품의 계획 생산)** ① 질병관리청장은 예방접종약품의 국내 공급이 부족하다고 판단되는 경우 등 보건복지부령으로 정하는 경우에는 예산의 범위에서 감염병의 예방접종에 필요한 수량의 예방접종약품을 미리 계산하여 「약사법」 제31조에 따른 의약품 제조업자(이하 "의약품 제조업자")에게 생산하게 할 수 있으며, 예방접종약품을 연구하는 자 등을 지원할 수 있다.

**91.** 「감염병의 예방 및 관리에 관한 법률」상 보건복지부장관, 질병관리청장 또는 시 · 도지사가 감염병관리기관으로 지정할 수 있는 곳은?

① 병원 및 의원 ② 병원 및 전문병원 ③ 병원 및 종합병원
④ 병원 및 상급종합병원 ⑤ 한방병원 및 종합병원

해설 **제36조(감염병관리기관의 지정 등)** ① 보건복지부장관, 질병관리청장 또는 시 · 도지사는 보건복지부령으로 정하는 바에 따라 「의료법」 제3조에 따른 의료기관을 감염병관리기관으로 지정하여야 한다.

**시행규칙 제28조(감염병관리기관의 지정)** ① 법 제36조제1항 및 제2항에 따른 감염병관리기관은 「의료법」 제3조제2항제3호가목 및 바목에 따른 병원 및 종합병원 중에서 지정한다.

**92.** 「감염병의 예방 및 관리에 관한 법률」상 생물테러감염병 등에 대비한 의약품을 미리 비축할 수 있는 자는?

① 질병관리청장 ② 검역소장 ③ 시 · 도지사
④ 보건소장 ⑤ 시장 · 군수 · 구청장

해설 **제40조(생물테러감염병 등에 대비한 의료 · 방역 물품의 비축)** ① 질병관리청장은 생물테러감염병 및 그 밖의 감염병의 대유행이 우려되면 위원회의 심의를 거쳐 예방 · 치료 의료 · 방역 물품의 품목을 정하여 미리 비축하거나 장기 구매를 위한 계약을 미리 할 수 있다.

**93.** 「감염병의 예방 및 관리에 관한 법률」상 감염병환자 등으로 밝혀진 입원치료 대상자의 입원치료 기간은?

① 감염병환자 등으로 의심되는 시점부터 증상이 없어질 때까지
② 감염병병원체가 확인된 때부터 감염력이 약화될 때까지
③ 감염병환자 등으로 밝혀진 시점부터 증상 및 감염력이 소멸된 시점까지
④ 감염병환자 의사증으로 밝혀진 시점부터 증상이 소멸된 시점까지
⑤ 감염병병원체가 밝혀진 시점부터 병원체 보유 사실이 없어질 때까지

해설 **시행령 [별표 2] 치료 및 격리의 방법 및 절차 등(제23조 관련)** 3) 입원치료 기간은 감염병환자등으로 밝혀진 시점부터 감염력이 소멸된 시점까지로 한다.

정답

90. ③ 91. ③ 92. ①
93. ③

**94.** 「감염병의 예방 및 관리에 관한 법률」상 강제처분을 할 수 있는 환자가 아닌 것은?

① 제1급감염병　② 제2급감염병 중 홍역
③ 제2급감염병 중 폴리오　④ 제4급감염병 중 인플루엔자
⑤ 세계보건기구 감시대상 감염병

해설 **제42조(감염병에 관한 강제처분)**
1. 제1급감염병
2. 제2급감염병 중 결핵, 홍역, 콜레라, 장티푸스, 파라티푸스, 세균성이질, 장출혈성대장균감염증, A형간염, 수막구균 감염증, 폴리오, 성홍열 또는 질병관리청장이 정하는 감염병
4. 제3급감염병 중 질병관리청장이 정하는 감염병
5. 세계보건기구 감시대상 감염병

**95.** 「감염병의 예방 및 관리에 관한 법률」상 업무 종사의 일시 제한을 받는 업종은?

① 식품접객업, 의료업　② 식품접객업, 숙박업
③ 식품접객업, 여행사업　④ 집단급식소, 이 · 미용업
⑤ 집단급식소, 식품접객업

해설 **시행규칙 제33조(업무 종사의 일시 제한)** ② 법 제45조제1항에 따라 업무 종사의 제한을 받는 업종은 다음 각 호와 같다.
1. 「식품위생법」 제2조제12호에 따른 집단급식소
2. 「식품위생법」 제36제1항제3호 따른 식품접객업

**96.** 「감염병의 예방 및 관리에 관한 법률」상 업무 종사의 일시 제한을 받는 감염병이 아닌 것은?

① 매독　② 콜레라　③ A형간염
④ 세균성이질　⑤ 장출혈성대장균감염증

해설 **시행규칙 제33조(업무 종사의 일시 제한)** ① 법 제45조제1항에 따라 일시적으로 업무 종사의 제한을 받는 감염병환자등은 다음 각 호의 감염병에 해당하는 감염병환자등으로 하고, 그 제한 기간은 감염력이 소멸되는 날까지로 한다.
1. 콜레라 2. 장티푸스 3. 파라티푸스 4. 세균성이질 5. 장출혈성대장균감염증 6. A형간염

**97.** 「감염병의 예방 및 관리에 관한 법률」상 소독을 업으로 하고자 하는 사람은 누구에게 신고를 하는가?

① 검역소장　② 시 · 도지사
③ 질병관리청장　④ 보건소장
⑤ 특별자치시장, 특별자치도지사 또는 시장 · 군수 · 구청장

해설 **제52조(소독업의 신고 등)** ① 소독을 업으로 하려는 자(제51조제4항 단서에 따른 주택관리업자는 제외한다)는 보건복지부령으로 정하는 시설 · 장비 및 인력을 갖추어 특별자치시장 · 특별자치도지사 또는 시장 · 군수 · 구청장에게 신고하여야 한다.

정답

94. ④　95. ⑤　96. ①
97. ⑤

**98.** 「감염병의 예방 및 관리에 관한 법률」상 소독업자는 소독실시대장을 기록해야 한다. 소독실시대장의 보존 기간은?

① 1년간 ② 2년간 ③ 3년간
④ 5년간 ⑤ 영구보존

해설 **시행규칙 제40조(소독의 기준 및 소독에 관한 사항의 기록 등)** ③ 소독업자는 법 제54조제2항에 따라 별지 제29호서식의 소독실시대장에 소독에 관한 사항을 기록하고, 이를 2년간 보존하여야 한다

**99.** 「감염병의 예방 및 관리에 관한 법률」상 예방접종 등에 따른 피해 보상기준 중 장제비는?

① 30만원 ② 50만원 ③ 70만원
④ 100만원 ⑤ 장제비 전액

해설 **시행령 제29조(예방접종 등에 따른 피해의 보상 기준)** 5. 장제비: 30만원

**100.** 「감염병의 예방 및 관리에 관한 법률」상 예방접종 등에 따른 피해의 국가가 보상하는 내용이 옳지 않은 것은?

① 장애인이 된 사람 – 일시보상금
② 질병으로 입원한 사람 – 간병비 전액
③ 질병으로 진료를 받은 사람 – 정액 간병비
④ 질병으로 진료를 받은 사람 – 진료비 전액
⑤ 사망한 사람 – 유족에 대한 일시보상금 및 장제비

해설 **제71조(예방접종 등에 따른 피해의 국가보상)** 1. 질병으로 진료를 받은 사람: 진료비 전액 및 정액 간병비
2. 장애인이 된 사람: 일시보상금
3. 사망한 사람: 대통령령으로 정하는 유족에 대한 일시보상금 및 장제비

**101.** 「감염병의 예방 및 관리에 관한 법률」상 필수예방접종을 받은 사람이 예방접종으로 인한 피해를 보상받으려면 보상청구서를 누구에게 제출하여야 하는가?

① 보건소장
② 시 · 도지사
③ 질병관리청장
④ 보건복지부장관
⑤ 특별자치시장, 특별자치도지사 또는 시장 · 군수 · 구청장

해설 **시행령 제31조(예방접종 등에 따른 피해의 보상 절차)** ① 법 제71조제1항에 따라 보상을 받으려는 사람은 보건복지부령으로 정하는 바에 따라 보상청구서에 피해에 관한 증명서류를 첨부하여 관할 특별자치시장 · 특별자치도지사 또는 시장 · 군수 · 구청장에게 제출하여야 한다.

정답

98. ② 99. ① 100. ② 101. ⑤

**102.** 「감염병의 예방 및 관리에 관한 법률」상 고위험병원체의 반입 허가를 받지 아니하고 반입한 자의 처벌 규정은?

① 5년 이하의 징역 또는 5천만원 이하의 벌금
② 5년 이하의 징역 또는 1천만원 이하의 벌금
③ 3년 이하의 징역 또는 3천만원 이하의 벌금
④ 3년 이하의 징역 또는 1천만원 이하의 벌금
⑤ 2년 이하의 징역 또는 2천만원 이하의 벌금

해설 **제77조(벌칙)** 다음 각 호의 어느 하나에 해당하는 자는 5년 이하의 징역 또는 5천만원 이하의 벌금에 처한다.
1. 제22조제1항 또는 제2항을 위반하여 고위험병원체의 반입 허가를 받지 아니하고 반입한 자

**103.** 「감염병의 예방 및 관리에 관한 법률」상 다음 내용의 벌칙은?

> 가. 고위험병원체의 반입 허가를 받지 아니하고 반입한 자
> 나. 보유허가를 받지 아니하고 생물테러감염병병원체를 보유한 자
> 다. 의료 · 방역 물품을 수출하거나 국외로 반출한 자

① 1년 이하의 징역 또는 1천만원 이하의 벌금
② 1년 이하의 징역 또는 2천만원 이하의 벌금
③ 2년 이하의 징역 또는 2천만원 이하의 벌금
④ 3년 이하의 징역 또는 3천만원 이하의 벌금
⑤ 5년 이하의 징역 또는 5천만원 이하의 벌금

해설 **제77조(벌칙)** 다음 각 호의 어느 하나에 해당하는 자는 5년 이하의 징역 또는 5천만원 이하의 벌금에 처한다.
1. 제22조제1항 또는 제2항을 위반하여 고위험병원체의 반입 허가를 받지 아니하고 반입한 자
2. 제23조의3제1항을 위반하여 보유허가를 받지 아니하고 생물테러감염병병원체를 보유한 자
3. 제40조의3제1항을 위반하여 의료 · 방역 물품을 수출하거나 국외로 반출한 자

**104.** 3년 이하의 징역 또는 3천만원 이하의 벌금에 해당하는 것은?

① 격리수용을 거절한 자
② 건강진단 등의 명령을 거절한 자
③ 미신요법으로 민심을 현혹시킨 자
④ 업무상 알게 된 다른 사람의 비밀을 누설한 자
⑤ 안전관리 점검을 거부, 방해 또는 기피한 자

해설 **제78조(벌칙)** 다음 각 호의 어느 하나에 해당하는 자는 3년 이하의 징역 또는 3천만원 이하의 벌금에 처한다.
3. 제74조를 위반하여 업무상 알게 된 비밀을 누설하거나 업무목적 외의 용도로 사용한 자

정답

102. ① 103. ⑤ 104. ④

**105.** 「감염병의 예방 및 관리에 관한 법률」상 다음 내용의 벌칙은?

> 가. 고위험병원체 취급시설의 설치 · 운영하려는 자가 허가를 받지 아니하고 고위험병원체 취급시설을 설치 · 운영한 자
> 나. 변경허가를 받지 아니하고 고위험병원체 취급시설을 설치 · 운영한 자
> 다. 생물테러감염병병원체의 보유허가 등 허가받은 사항을 변경허가 받지 아니한 자
> 라. 업무상 알게 된 비밀을 누설하거나 업무목적 외의 용도로 사용한 자

① 1년 이하의 징역 또는 1천만원 이하의 벌금
② 1년 이하의 징역 또는 2천만원 이하의 벌금
③ 2년 이하의 징역 또는 2천만원 이하의 벌금
④ 3년 이하의 징역 또는 3천만원 이하의 벌금
⑤ 5년 이하의 징역 또는 5천만원 이하의 벌금

해설 **제78조(벌칙)** 다음 각 호의 어느 하나에 해당하는 자는 3년 이하의 징역 또는 3천만원 이하의 벌금에 처한다.
1. 제23조제2항에 따른 허가를 받지 아니하거나 같은 조 제3항 본문에 따른 변경허가를 받지 아니하고 고위험병원체 취급시설을 설치 · 운영한 자
2. 제23조의3제3항에 따른 변경허가를 받지 아니한 자
3. 제74조를 위반하여 업무상 알게 된 비밀을 누설하거나 업무목적 외의 용도로 사용한 자

**106.** 「감염병의 예방 및 관리에 관한 법률」상 다음 내용의 벌칙은?

> 가. 역학조사에서 고의적으로 사실을 누락 · 은폐하는 행위
> 나. 역학조사에서 거짓으로 진술하거나 거짓 자료를 제출하는 행위
> 다. 고위험병원체의 분리, 분양 · 이동 및 이동 신고를 하지 아니하거나 거짓으로 신고한 자
> 라. 고위험병원체의 현장조사를 정당한 사유 없이 거부 · 방해 또는 기피한 자

① 1년 이하의 징역 또는 1천만원 이하의 벌금
② 1년 이하의 징역 또는 2천만원 이하의 벌금
③ 2년 이하의 징역 또는 2천만원 이하의 벌금
④ 3년 이하의 징역 또는 3천만원 이하의 벌금
⑤ 5년 이하의 징역 또는 5천만원 이하의 벌금

해설 **제79조(벌칙)** 다음 각 호의 어느 하나에 해당하는 자는 2년 이하의 징역 또는 2천만원 이하의 벌금에 처한다.
1. 제18조제3항을 위반한 자(역학조사/3항2.3)
2. 제21조제1항부터 제3항까지 또는 제22조제3항에 따른 신고를 하지 아니하거나 거짓으로 신고한 자
2의2. 제21조제5항에 따른 현장조사를 정당한 사유 없이 거부 · 방해 또는 기피한 자
2의3. 제23조제2항에 따른 신고를 하지 아니하고 고위험병원체 취급시설을 설치 · 운영한 자
3. 제23조제8항에 따른 안전관리 점검을 거부 · 방해 또는 기피한 자
3의2. 제23조의2에 따른 고위험병원체 취급시설의 폐쇄명령 또는 운영정지명령을 위반한 자
3의3. 제49조제4항을 위반하여 정당한 사유 없이 폐쇄 명령에 따르지 아니한 자
4. 제60조제4항을 위반한 자(다만, 공무원은 제외한다)
5. 제76조의2제6항을 위반한 자

정답

105. ④ 106. ③

**107.** 「감염병의 예방 및 관리에 관한 법률」상 고위험병원체에 대한 안전관리 점검을 거부, 방해 또는 기피한 자에 대한 벌칙은?

① 100만원 이하의 과태료
② 1천만원 이하의 과태료
③ 2년 이하의 징역 또는 1천만원 이하의 벌금
④ 2년 이하의 징역 또는 2천만원 이하의 벌금
⑤ 5년 이하의 징역 또는 5천만원 이하의 벌금

해설 **제79조(벌칙)** 다음 각 호의 어느 하나에 해당하는 자는 2년 이하의 징역 또는 2천만원 이하의 벌금에 처한다.
3. 제23조제8항에 따른 안전관리 점검을 거부 · 방해 또는 기피한 자

**108.** 「감염병의 예방 및 관리에 관한 법률」상 다음 내용의 벌칙은?

> 가. 신고를 하지 아니하고 고위험병원체 취급시설을 설치 · 운영한 자
> 나. 고위험병원체의 안전관리 점검을 거부 · 방해 또는 기피한 자
> 다. 고위험병원체 취급시설의 폐쇄명령 또는 운영정지명령을 위반한 자
> 라. 감염병 관련 업무 종료 시 지체 없이 파기하지 않고 보건복지부장관에게 통보를 위반한 자

① 1년 이하의 징역 또는 1천만원 이하의 벌금
② 1년 이하의 징역 또는 2천만원 이하의 벌금
③ 2년 이하의 징역 또는 2천만원 이하의 벌금
④ 3년 이하의 징역 또는 3천만원 이하의 벌금
⑤ 5년 이하의 징역 또는 5천만원 이하의 벌금

해설 **제79조(벌칙)** 다음 각 호의 어느 하나에 해당하는 자는 2년 이하의 징역 또는 2천만원 이하의 벌금에 처한다.
1. 제18조제3항을 위반한 자
2. 제21조제1항부터 제3항까지 또는 제22조제3항에 따른 신고를 하지 아니하거나 거짓으로 신고한 자
2의2. 제21조제5항에 따른 현장조사를 정당한 사유 없이 거부 · 방해 또는 기피한 자
2의3. 제23조제2항에 따른 신고를 하지 아니하고 고위험병원체 취급시설을 설치 · 운영한 자
3. 제23조제8항에 따른 안전관리 점검을 거부 · 방해 또는 기피한 자
3의2. 제23조의2에 따른 고위험병원체 취급시설의 폐쇄명령 또는 운영정지명령을 위반한 자
3의3. 제49조제4항을 위반하여 정당한 사유 없이 폐쇄 명령에 따르지 아니한 자
4. 제60조제4항을 위반한 자(다만, 공무원은 제외한다)
5. 제76조의2제6항을 위반한 자

정답

107. ④ 108. ③

**109.** 「감염병의 예방 및 관리에 관한 법률」상 다음 내용의 벌칙은?

> 가. 고위험병원체를 취급 기준을 위반하여 고위험병원체를 취급한 자
> 나. 고위험병원체를 취급 해당하지 아니하는 사람에게 고위험병원체를 취급하게 한 자
> 다. 감염병환자등 및 감염병의심자의 위치정보 요청을 받은 위치정보사업자가 경찰관서의 장의 요청을 거부한 자

① 1년 이하의 징역 또는 1천만원 이하의 벌금

② 1년 이하의 징역 또는 2천만원 이하의 벌금

③ 2년 이하의 징역 또는 2천만원 이하의 벌금

④ 3년 이하의 징역 또는 3천만원 이하의 벌금

⑤ 5년 이하의 징역 또는 5천만원 이하의 벌금

해설 **제79조의2(벌칙)** 다음 각 호의 어느 하나에 해당하는 자는 1년 이하의 징역 또는 2천만원 이하의 벌금에 처한다.

1. 제18조의4제4항을 위반하여 같은 조 제2항에 따른 질병관리청장 또는 시 · 도지사의 자료제출 요구를 받고 이를 거부 · 방해 · 회피하거나, 거짓자료를 제출하거나 또는 고의적으로 사실을 누락 · 은폐한 자
2. 제23조의4제1항을 위반하여 고위험병원체를 취급한 자
3. 제23조의4제2항을 위반하여 고위험병원체를 취급하게 한 자
4. 제76조의2제1항을 위반하여 질병관리청장 또는 시 · 도지사의 요청을 거부하거나 거짓자료를 제공한 의료기관 및 약국, 법인 · 단체 · 개인
5. 제76조의2제2항 후단을 위반하여 경찰관서의 장의 요청을 거부하거나 거짓자료를 제공한 자

정답

109. ②

# 04

# 지역보건법

《 지역보건법

# 예상문제

**01.** 「지역보건법」상 지역보건법의 목적에 포함하지 않는 것은?

① 보건소등 지역보건의료기관의 설치 · 운영
② 보건의료 관련기관 · 단체와의 연계 · 협력
③ 국민 의료보건 향상 증진을 추진
④ 지역보건 의료정책을 효율적으로 추진
⑤ 지역보건의료기관의 기능을 효과적으로 수행하는 데 필요한 사항을 규정

해설 **제1조(목적)** 이 법은 보건소 등 지역보건의료기관의 설치 · 운영에 관한 사항과 보건의료 관련기관 · 단체와의 연계 · 협력을 통하여 지역보건의료기관의 기능을 효과적으로 수행하는 데 필요한 사항을 규정함으로써 지역보건의료정책을 효율적으로 추진하여 지역주민의 건강 증진에 이바지함을 목적으로 한다.

**02.** 「지역보건법」상 지역주민의 건강을 증진하고 질병을 예방 · 관리하기 위하여 설치 · 운영 하는 보건소, 보건의료원, 보건지소 및 건강생활지원센터의 정의는?

① 지역보건의료서비스
② 지역보건의료기관
③ 보건의료 관련기관 · 단체
④ 국가와 지방단체 서비스
⑤ 시 · 도 보건시책 서비스

해설 **제2조(정의)** 1. "지역보건의료기관"이란 지역주민의 건강을 증진하고 질병을 예방 · 관리하기 위하여 이 법에 따라 설치 · 운영하는 보건소, 보건의료원, 보건지소 및 건강생활지원센터를 말한다.

**03.** 「지역보건법」상 지역사회 내에서 공중(公衆) 또는 특정 다수인을 위하여 지역보건의료서비스를 제공하는 의료기관, 약국, 보건의료인 단체는?

① 보건의료 관련기관 · 단체
② 국가 및 지방의료관련기관 · 단체
③ 지역사회 임상의료 관련기관 · 단체
④ 지역 및 중앙부처 보건의료 관련기관 · 단체
⑤ 지방자치 보건의료 관련기관

해설 **제2조(정의)** 3. "보건의료 관련기관 · 단체"란 지역사회 내에서 공중(公衆) 또는 특정 다수인을 위하여 지역보건의료서비스를 제공하는 의료기관, 약국, 보건의료인 단체 등을 말한다.

정답

01. ③ 02. ② 03. ①

**04.** 「지역보건법」상 지역보건의료기관으로 옳지 않은 것은?

① 보건의료원 ② 보건지소 ③ 보건소
④ 지방의료원 ⑤ 건강생활지원센터

해설 **제2조(정의)** 1. "지역보건의료기관"이란 지역주민의 건강을 증진하고 질병을 예방 · 관리하기 위하여 이 법에 따라 설치 · 운영하는 보건소, 보건의료원, 보건지소 및 건강생활지원센터를 말한다.

**05.** 「지역보건법」상 국가와 지방지치단체는 지역주민의 건강 상태 및 건강 문제의 원인 등을 파악하기 위하여 몇 년 마다 지역사회 건강실태조사를 실시하는가?

① 1년 ② 2년 ③ 3년
④ 4년 ⑤ 5년

해설 **제4조(지역사회 건강실태조사)** ① 질병관리청장과 특별자치시장 · 특별자치도지사 · 시장 · 군수 · 구청장(구청장은 자치구의 구청장을 말하며, 이하 "시장 · 군수 · 구청장")은 지역주민의 건강 상태 및 건강 문제의 원인 등을 파악하기 위하여 매년 지역사회 건강실태조사를 실시하여야 한다.

**06.** 「지역보건법」상 지역사회 건강실태조사의 내용에 포함하지 않는 것은?

① 건강검진 및 예방접종 등 질병 예방에 관한 사항
② 질병 및 보건의료서비스 이용 실태에 관한 사항
③ 흡연, 음주 등 건강 관련 생활습관에 관한 사항
④ 사고 및 중독에 관한 사항
⑤ 행동의 제한 및 생활보장에 관한 사항

해설 **시행령 제2조(지역사회 건강실태조사의 방법 및 내용)** ④ 지역사회 건강실태조사의 내용에는 다음 각 호의 사항이 포함되어야 한다.
1. 흡연, 음주 등 건강 관련 생활습관에 관한 사항
2. 건강검진 및 예방접종 등 질병 예방에 관한 사항
3. 질병 및 보건의료서비스 이용 실태에 관한 사항
4. 사고 및 중독에 관한 사항
5. 활동의 제한 및 삶의 질에 관한 사항
6. 그 밖에 지역사회 건강실태조사에 포함되어야 한다고 질병관리청장이 정하는 사항

**07.** 「지역보건법」상 시 · 도지사 또는 시장 · 군수 · 구청장은 지역의료계획을 수립한 경우 홈페이지 등에 지역주민의 의견을 수렴하기 위하여 그 주요내용을 얼마 이상 공고하여야 하는가?

① 5일 이상 ② 1주 이상 ③ 2주 이상
④ 3주 이상 ⑤ 1개월 이상

해설 **시행령 제5조(지역보건의료계획의 수립 방법 등)** ③ 시 · 도지사 또는 시장 · 군수 · 구청장은 지역보건의료계획을 수립하는 경우에 그 주요 내용을 시 · 도 또는 시 · 군 · 구의 홈페이지 등에 2주 이상 공고하여 지역주민의 의견을 수렴하여야 한다.

정답

04. ④ 05. ① 06. ⑤
07. ③

**08.** 「지역보건법」상 지역보건의료계획은 몇 년마다 수립하는가?

① 1년 ② 2년 ③ 3년
④ 4년 ⑤ 5년

해설 **제7조(지역보건의료계획의 수립 등)** ① 시 · 도지사 또는 시장 · 군수 · 구청장은 지역주민의 건강 증진을 위하여 다음 각 호의 사항이 포함된 지역보건의료계획을 4년마다 제3항 및 제4항에 따라 수립하여야 한다.

**09.** 「지역보건법」상 지역보건의료계획의 제출 시기는?

① 시장 · 군수 · 구청장은 계획 시행연도 1월 31일까지 시 · 도지사에게 제출
② 시 · 도지사(특별자치시장 · 특별자치도지사를 포함)는 계획 시행연도 1월 말일 까지 보건복지부장관에게 제출
③ 시 · 군 · 구의 지역보건의료계획은 시행 전년도 6월까지 제출
④ 시 · 도의 지역보건의료계획은 시행 전년도 11월말까지 제출
⑤ 시 · 군 · 구의 연차별 시행계획은 시행전년도 2월말까지 제출

해설 **시행령 제6조(지역보건의료계획의 제출 시기 등)** ① 시장 · 군수 · 구청장(특별자치시장 · 특별자치도지사는 제외한다. 이하 이 조 및 제7조에서 같다)은 법 제7조제3항에 따라 지역보건의료계획(연차별 시행계획을 포함한다. 이하 이 조에서 같다)을 계획 시행연도 1월 31일까지 시 · 도지사에게 제출하여야 한다.

**10.** 「지역보건법」상 지역보건의료계획의 시행자는?

① 질병관리청장 ② 행정안전부장관
③ 대통령령 ④ 보건복지부장관
⑤ 시 · 도지사 또는 시장 · 군수 · 구청장

해설 **제8조(지역보건의료계획의 시행)** ① 시 · 도지사 또는 시장 · 군수 · 구청장은 지역보건의료계획을 시행할 때에는 제7조제2항에 따라 수립된 연차별 시행계획에 따라 시행하여야 한다.

**11.** 「지역보건법」상 보건소의 설치에 관한 설명으로 옳지 않은 것은?

① 시 · 군 · 구별로 1개소씩으로 한다.
② 동일한 시 · 군 · 구에 2개 이상의 보건소를 추가로 설치할 수 없다.
③ 대통령령으로 정하는 기준에 따라 해당 지방자치단체의 조례로 정한다.
④ 보건소를 추가로 설치할 수 있는 경우는 해당 시 · 군 · 구의 인구가 30만명을 초과하는 경우이다.
⑤ 추가로 보건소를 설치하고자 하는 때에는 해당 지방자치단체의 장은 보건복지부장관과 미리 협의하여야 한다.

해설 **제10조(보건소의 설치)** ② 동일한 시 · 군 · 구에 2개 이상의 보건소가 설치되어 있는 경우 해당 지방자치단체의 조례로 정하는 바에 따라 업무를 총괄하는 보건소를 지정하여 운영할 수 있다.

정답

08. ④ 09. ① 10. ⑤ 11. ②

**12.** 「지역보건법」상 보건소의 추가설치는 무엇으로 정하는가?

① 법률이 정하는 기준에 따라 당해 지방자치단체의 조례
② 보건복지부장관이 정하는 기준에 따라 당해 지방자치단체의 조례
③ 시, 도에 대통령이 정하는 기준에 따라 해당 지방자치 단체의 조례
④ 행정안전부장관이 정하는 기준에 따라 해당 지방자치 단체의 조례
⑤ 시 · 군 · 구에 대통령령으로 정하는 기준에 따라 해당 지방자치 단체의 조례

해설 **제10조(보건소의 설치)** ① 지역주민의 건강을 증진하고 질병을 예방 · 관리하기 위하여 시 · 군 · 구에 1개소의 보건소(보건의료원을 포함한다. 이하 같다)를 설치한다. 다만, 시 · 군 · 구의 인구가 30만 명을 초과하는 등 지역주민의 보건의료를 위하여 특별히 필요하다고 인정되는 경우에는 대통령령으로 정하는 기준에 따라 해당 지방자치단체의 조례로 보건소를 추가로 설치할 수 있다.

**13.** 「지역보건법」상 보건소가 설치되어 있는 지역단위는?

① 구 · 읍에 1개소
② 시 · 도에 1개소
③ 읍 · 면 · 동에 1개소
④ 시 · 군 · 구에 1개소
⑤ 특별시 · 광역시에 1개소

해설 **제10조(보건소의 설치)** ① 지역주민의 건강을 증진하고 질병을 예방 · 관리하기 위하여 시 · 군 · 구에 1개소의 보건소(보건의료원을 포함한다)를 설치한다.

**14.** 「지역보건법」상 보건소에 관한 설명으로 옳은 것은?

① 보건소는 학교 보건교육, 감염병 치료 등의 업무를 수행한다.
② 읍 · 면 · 동의 인구가 30만 명을 초과하는 경우에 보건소를 추가로 설치할 수 있다.
③ 보건소는 보건복지부령으로 정하는 기준에 따라 시 · 군 · 구별로 1개씩 설치한다.
④ 보건소 중 병원의 요건을 갖춘 보건소는 보건지소라는 명칭을 사용할 수 있다.
⑤ 보건소를 추가로 설치하려는 경우 해당 지방자치단체의 장은 보건복지부장관과 미리 협의하여야 한다.

해설 **시행령 제8조(보건소의 추가 설치)** ② 법 제10조제1항 단서 및 이 조 제1항에 따라 보건소를 추가로 설치하려는 경우에는 「지방자치법 시행령」 제73조에 따른다. 이 경우 해당 지방자치단체의 장은 보건복지부장관과 미리 협의해야 한다.

**15.** 「지역보건법」상 보건소를 추가 설치하고자 할 때 해당 지방자치단체의 장은 미리 누구와 의논하여야 하는가?

① 시 · 도지사
② 보건복지부장관
③ 시 · 군 · 구청장
④ 행정안전부장관
⑤ 질병관리청장

해설 **시행령 제8조(보건소의 추가 설치)** ② 법 제10조제1항 단서 및 이 조 제1항에 따라 보건소를 추가로 설치하려는 경우에는 「지방자치법 시행령」 제73조에 따른다. 이 경우 해당 지방자치단체의 장은 보건복지부장관과 미리 협의해야 한다.

정답

12. ⑤ 13. ④ 14. ⑤
15. ②

**16.** 「지역보건법」상 보건소에 관한 설명으로 옳지 않은 것은?

① 지역주민의 건강을 증진하고 질병을 예방 · 관리하기 위하여 설치한다.
② 보건소를 추가로 설치하려는 경우에는 「지방자치법 시행령」에 따른다.
③ 해당 시 · 군 · 구의 인구가 30만명을 초과하는 경우 보건소를 추가할 수 있다.
④ 보건복지부령으로 정하는 기준에 따라 해당 지방자치단체의 조례로 보건소를 추가로 설치할 수 있다
⑤ 동일한 시 · 군 · 구에 2개 이상의 보건소가 설치되어 있는 경우 업무를 총괄하는 보건소를 지정하여 운영할 수 있다.

해설 **제10조(보건소의 설치)** ① 지역주민의 건강을 증진하고 질병을 예방 · 관리하기 위하여 시 · 군 · 구에 1개소의 보건소(보건의료원을 포함한다. 이하 같다)를 설치한다. 다만, 시 · 군 · 구의 인구가 30만 명을 초과하는 등 지역주민의 보건의료를 위하여 특별히 필요하다고 인정되는 경우에는 대통령령으로 정하는 기준에 따라 해당 지방자치단체의 조례로 보건소를 추가로 설치할 수 있다.

**17.** 「지역보건법」 상 해당 시 · 군 · 구의 인구가 몇 명을 초과할 때 보건소를 추가로 설치할 수 있는가?

① 10만 명 ② 15만 명 ③ 20만 명
④ 25만 명 ⑤ 30만 명

해설 **시행령 제8조(보건소의 추가 설치)** 1. 해당 시 · 군 · 구의 인구가 30만명을 초과하는 경우

**18.** 「지역보건법」 상 지역보건의료계획의 설치 및 운영에 관한 설명으로 옳지 않은 것은?

① 지역주민의 건강을 증진하고 질병을 예방 · 관리하기 위하여 시 · 군 · 구에 1개소의 보건소(보건의료원을 포함한다)를 설치한다.
② 행정안전부장관은 지역보건의료기관의 조직 기준을 정하는 경우에 미리 보건복지부장관과 협의하여야 한다.
③ 인구가 30만 명을 초과하는 등 지역주민의 보건의료를 위하여 특별히 필요하다고 인정되는 경우에는 보건소을 추가로 설치할 수 있다.
④ 지방자치단체는 보건소의 업무수행을 위하여 필요하다고 인정하는 경우에는 대통령령으로 정하는 기준에 따라 해당 지방자치단체의 조례로 보건지소를 설치할 수 있다.
⑤ 보건소를 추가로 설치하려는 경우에는 「지방자치법 시행령」에 따라 해당 지방자치단체의 장은 행정안전부장관과 미리 협의해야 한다.

해설 **시행령 제8조(보건소의 추가 설치)** ② 법 제10조제1항 단서 및 이 조 제1항에 따라 보건소를 추가로 설치하려는 경우에는 「지방자치법 시행령」 제73조에 따른다. 이 경우 해당 지방자치단체의 장은 보건복지부장관과 미리 협의해야 한다.

정답

16. ④ 17. ⑤ 18. ⑤

**19.** 「지역보건법」상 보건소의 기능 및 업무 사항이 아닌 것은?

① 건강 친화적인 지역사회 여건의 조성
② 지역보건의료정책의 기획, 조사 · 연구 및 평가
③ 보건의료기관 등에 대한 지도 · 관리 · 육성과 국민보건 향상을 위한 지도 · 관리
④ 보건의료 관련기관 · 단체, 학교, 직장 등과의 협력체계 구축
⑤ 지역주민의 건강검진 및 질병치료를 위한 지역보건의료서비스의 제공

해설 **제11조(보건소의 기능 및 업무)** ① 보건소는 해당 지방자치단체의 관할 구역에서 다음 각 호의 기능 및 업무를 수행한다.
1. 건강 친화적인 지역사회 여건의 조성
2. 지역보건의료정책의 기획, 조사 · 연구 및 평가
3. 보건의료인 및 「보건의료기본법」 제3조제4호에 따른 보건의료기관 등에 대한 지도 · 관리 · 육성과 국민보건 향상을 위한 지도 · 관리
4. 보건의료 관련기관 · 단체, 학교, 직장 등과의 협력체계 구축
5. 지역주민의 건강증진 및 질병예방 · 관리를 위한 다음 각 목의 지역보건의료서비스의 제공

**20.** 「지역보건법」상 보건소의 업무범위 중 지역주민의 건강증진 및 질병예방 · 관리를 위한 지역보건의료 서비스로 옳지 않은 것은?

① 감염병의 예방 및 관리
② 모성과 영유아의 건강유지 · 증진
③ 청소년 선도 및 학교보건에 관한 사항
④ 정신건강증진 및 생명존중에 관한 사항
⑤ 여성 · 노인 · 장애인 등 보건의료 취약계층의 건강유지 · 증진

해설 **제11조(보건소의 기능 및 업무)** 5. 지역주민의 건강증진 및 질병예방 · 관리를 위한 다음 각 목의 지역보건의료서비스의 제공
가. 국민건강증진 · 구강건강 · 영양관리사업 및 보건교육
나. 감염병의 예방 및 관리
다. 모성과 영유아의 건강유지 · 증진
라. 여성 · 노인 · 장애인 등 보건의료 취약계층의 건강유지 · 증진
마. 정신건강증진 및 생명존중에 관한 사항
바. 지역주민에 대한 진료, 건강검진 및 만성질환 등의 질병관리에 관한 사항
사. 가정 및 사회복지시설 등을 방문하여 행하는 보건의료 및 건강관리사업
아. 난임의 예방 및 관리

**21.** 「지역보건법」상 보건소 기능 및 업무 등에 관하여 필요한 세부 사항은 무엇으로 정하는가?

① 국무총리령
② 보건복지부장관령
③ 대통령령
④ 특별자치 광역단체장령
⑤ 지방자치단체 조례

해설 **제11조(보건소의 기능 및 업무)** ③ 제1항 및 제2항에 따른 보건소 기능 및 업무 등에 관하여 필요한 세부 사항은 대통령령으로 정한다.

정답

19. ⑤ 20. ③ 21. ③

**22.** 「지역보건법」상 보건소의 기능 및 업무 중 지역주민의 건강증진 및 질병예방 · 관리를 위한 지역보건의료서비스 내용 사항이 아닌 것은?

① 난임의 예방 및 관리
② 감염병의 예방 및 관리
③ 환경위생 및 학교보건교육
④ 여성 · 노인 · 장애인의 건강유지 · 증진
⑤ 국민건강증진 · 구강건강 · 영양관리사업 및 보건교육

해설 **제11조(보건소의 기능 및 업무)** 5. 지역보건의료서비스의 제공
가. 국민건강증진 · 구강건강 · 영양관리사업 및 보건교육
나. 감염병의 예방 및 관리
다. 모성과 영유아의 건강유지 · 증진
라. 여성 · 노인 · 장애인 등 보건의료 취약계층의 건강유지 · 증진
마. 정신건강증진 및 생명존중에 관한 사항
바. 지역주민에 대한 진료, 건강검진 및 만성질환 등의 질병관리에 관한 사항
사. 가정 및 사회복지시설 등을 방문하여 행하는 보건의료 및 건강관리사업
아. 난임의 예방 및 관리

**23.** 「지역보건법」상 보건소의 기능 및 업무가 아닌 것은?

① 정신건강증진 및 생명존중에 관한 사항
② 산업재해 예방 및 근로환경 개선사업
③ 모성과 영유아의 건강유지 · 증진
④ 여성 · 노인 · 장애인 등 보건의료 취약계층의 건강유지 · 증진
⑤ 보건의료 관련기관 · 단체, 학교, 직장 등과의 협력체계 구축

해설 **제11조(보건소의 기능 및 업무)** 4. 보건의료 관련기관 · 단체, 학교, 직장 등과의 협력체계 구축
5. 지역보건의료서비스의 제공
가. 국민건강증진 · 구강건강 · 영양관리사업 및 보건교육
나. 감염병의 예방 및 관리
다. 모성과 영유아의 건강유지 · 증진
라. 여성 · 노인 · 장애인 등 보건의료 취약계층의 건강유지 · 증진
마. 정신건강증진 및 생명존중에 관한 사항
바. 지역주민에 대한 진료, 건강검진 및 만성질환 등의 질병관리에 관한 사항
사. 가정 및 사회복지시설 등을 방문하여 행하는 보건의료 및 건강관리사업
아. 난임의 예방 및 관리

**24.** 「지역보건법」상 보건소의 업무가 아닌 것은?

① 건강검진
② 정신건강 증진
③ 주민진료
④ 학교보건
⑤ 모성과 영유아의 건강유지 · 증진

해설 **제11조(보건소의 기능 및 업무)** 5. 지역보건의료서비스의 제공
가. 국민건강증진 · 구강건강 · 영양관리사업 및 보건교육
나. 감염병의 예방 및 관리
다. 모성과 영유아의 건강유지 · 증진
라. 여성 · 노인 · 장애인 등 보건의료 취약계층의 건강유지 · 증진
마. 정신건강증진 및 생명존중에 관한 사항
바. 지역주민에 대한 진료, 건강검진 및 만성질환 등의 질병관리에 관한 사항
사. 가정 및 사회복지시설 등을 방문하여 행하는 보건의료 및 건강관리사업
아. 난임의 예방 및 관리

정답

22. ③ 23. ② 24. ④

**25.** 「지역보건법」상 보건소의 업무 중 지역주민의 건강증진 및 질병예방 · 관리를 위하여 제공하는 지역보건의료서비스가 아닌 것은?

① 학교보건사업

② 감염병의 예방 및 관리

③ 모성과 영유아의 건강유지 · 증진

④ 여성 · 노인 · 장애인의 건강유지 · 증진

⑤ 국민건강증진 · 구강건강 · 영양관리사업

해설 **제11조(보건소의 기능 및 업무)** 5. 지역보건의료서비스의 제공
가. 국민건강증진 · 구강건강 · 영양관리사업 및 보건교육
나. 감염병의 예방 및 관리
다. 모성과 영유아의 건강유지 · 증진
라. 여성 · 노인 · 장애인 등 보건의료 취약계층의 건강유지 · 증진
마. 정신건강증진 및 생명존중에 관한 사항
바. 지역주민에 대한 진료, 건강검진 및 만성질환 등의 질병관리에 관한 사항
사. 가정 및 사회복지시설 등을 방문하여 행하는 보건의료 및 건강관리사업
아. 난임의 예방 및 관리

**26.** 「지역보건법」상 보건의료기관 등에 대한 지도 · 관리 · 육성과 국민보건 향상을 위한 지도 · 관리의 세부사항에 포함되지 않은 것은?

① 의료인 및 의료기관에 대한 지도 등에 관한 사항

② 의료기사 · 보건의료정보관리사 및 안경사에 대한 지도 등에 관한 사항

③ 보건에 관한 실험 또는 검사에 관한 사항

④ 응급의료에 관한 사항

⑤ 공중위생 및 식품위생에 관한 사항

해설 **시행령 제9조(보건소의 기능 및 업무의 세부 사항)** ② 법 제11조제1항제3호에 따른 보건의료인 및 「보건의료기본법」 제3조제4호에 따른 보건의료기관 등에 대한 지도 · 관리 · 육성과 국민보건 향상을 위한 지도 · 관리의 세부 사항은 다음 각 호와 같다.
1. 의료인 및 의료기관에 대한 지도 등에 관한 사항
2. 의료기사 · 보건의료정보관리사 및 인경사에 대한 지도 등에 관한 사항
3. 응급의료에 관한 사항
4. 「농어촌 등 보건의료를 위한 특별조치법」에 따른 공중보건의사, 보건진료 전담공무원 및 보건진료소에 대한 지도 등에 관한 사항
5. 약사에 관한 사항과 마약 · 향정신성의약품의 관리에 관한 사항
6. 공중위생 및 식품위생에 관한 사항

**27.** 「지역보건법」상 의료법에 따른 보건의료원은 무엇인가?

① 병상의 요건을 갖춘 보건소　　② 병원의 요건을 갖춘 보건소

③ 의원의 요건을 갖춘 보건소　　④ 요양병상의 요건을 갖춘 보건소

⑤ 상급종합병원의 요건을 갖춘 보건소

해설 **제12조(보건의료원)** 보건소 중 「의료법」 제3조제2항제3호가목에 따른 병원의 요건을 갖춘 보건소는 보건의료원이라는 명칭을 사용할 수 있다.

정답

25. ①　26. ③　27. ②

**28.** 「지역보건법」상 보건소 중 병원의 요건을 갖춘 보건소가 사용할 수 있는 명칭으로 옳은 것은?

① 보건의원 ② 보건병원
③ 보건진료원 ④ 보건종합병원
⑤ 보건의료원

해설 **제12조(보건의료원)** 보건소 중 「의료법」 제3조제2항제3호가목에 따른 병원의 요건을 갖춘 보건소는 보건의료원이라는 명칭을 사용할 수 있다.

**29.** 「지역보건법」상 보건지소의 설치 기준으로 옳은 것은?

① 읍 단위 이상 지역 단위별로 1개씩 설치
② 보건소가 설치된 읍 · 면을 제외한 읍 · 면 단위별로 1개씩 설치
③ 읍 · 면 · 동마다 1개씩 설치
④ 지역 인구수가 10만명을 기준으로 1개씩 설치
⑤ 지역 인구수가 5만명을 기준으로 1개씩 설치

해설 **시행령 제10조(보건지소의 설치)** 법 제13조에 따른 보건지소는 읍 · 면(보건소가 설치된 읍 · 면은 제외한다)마다 1개씩 설치할 수 있다. 다만, 지역주민의 보건의료를 위하여 특별히 필요하다고 인정되는 경우에는 필요한 지역에 보건지소를 설치 · 운영하거나 여러 개의 보건지소를 통합하여 설치 · 운영할 수 있다.

**30.** 「지역보건법」상 지방자치단체의 조례로 만성질환 예방 및 건강한 생활 습관 형성을 지원하기 위하여 읍 · 면 · 동에 설치할 수 있는 지역보건의료기관은?

① 보건소 ② 보건지소
③ 보건진료소 ④ 보건의료원
⑤ 건강생활지원센터

해설 **제14조(건강생활지원센터의 설치)** 지방자치단체는 보건소의 업무 중에서 특별히 지역주민의 만성질환 예방 및 건강한 생활습관 형성을 지원하는 건강생활지원센터를 대통령령으로 정하는 기준에 따라 해당 지방자치단체의 조례로 설치할 수 있다.

**31.** 「지역보건법」상 건강생활지원센터의 설치 기준으로 옳은 것은?

① 시 · 군 · 구별로 1개씩
② 동마다 1개씩 설치.
③ 시, 도 마다 1개씩 설치
④ 읍 · 면별로 1개씩(보건소가 설치된 읍 · 면은 제외)
⑤ 읍 · 면 · 동 마다 1개씩 설치(보건소가 설치된 읍 · 면 · 동은 제외)

해설 **시행령 제11조(건강생활지원센터의 설치)** 법 제14조에 따른 건강생활지원센터는 읍 · 면 · 동(보건소가 설치된 읍 · 면 · 동은 제외한다)마다 1개씩 설치할 수 있다.

정답

28. ⑤ 29. ② 30. ⑤
31. ⑤

**32.** 「지역보건법」상 건강생활지원센터의 설치는?

① 법률이 정하는 기준에 따라 당해 지방자치단체의 조례
② 대통령령으로 정하는 기준에 따라 해당 지방자치 단체의 조례
③ 보건복지부장관이 정하는 기준에 따라 당해 지방자치단체의 조례
④ 행정안전부장관이 정하는 기준에 따라 해당 지방자치 단체의 조례
⑤ 시, 도에 대통령이 정하는 기준에 따라 해당 지방자치 단체의 조례

해설 **제14조(건강생활지원센터의 설치)** 지방자치단체는 보건소의 업무 중에서 특별히 지역주민의 만성질환 예방 및 건강한 생활습관 형성을 지원하는 건강생활지원센터를 대통령령으로 정하는 기준에 따라 해당 지방자치단체의 조례로 설치할 수 있다.

**33.** 「지역보건법」상 지역보건의료기관의 조직은 (　　)으로 정하는 사항 외에는 (　　) 제112조에 따른다. (　　) 안에 알맞은 말은?

① 법령, 지역보건법
② 대통령령, 지방행정법
③ 보건복지부령, 지방자치법
④ 대통령령, 지방자치법
⑤ 보건복지부령, 지방행정법

해설 **제15조(지역보건의료기관의 조직)** ① 지역보건의료기관의 조직은 대통령령으로 정하는 사항 외에는 「지방자치법」 제125조에 따른다.

**34.** 「지역보건법」상 인천광역시 남구 보건소장은 누구의 지휘 · 감독을 받는가?

① 남구구청장
② 행정안전부장관
③ 인천광역시장
④ 보건복지부장관
⑤ 자치단체장과 행정안전부장관

해설 **시행령 제13조(보건소장)** ③ 보건소장은 시장 · 군수 · 구청장의 지휘 · 감독을 받아 보건소의 업무를 관장하고 소속 공무원을 지휘 · 감독하며, 관할 보건지소, 건강생활지원센터 및 「농어촌 등 보건의료를 위한 특별조치법」 제2조제4호에 따른 보건진료소(이하 "보건진료소")의 직원 및 업무에 대하여 지도 · 감독한다.

**35.** 「지역보건법」상 지역보건의료기관의 조직 기준은 누가 정하는가?

① 시 · 도지사
② 질병관리청장
③ 행정안전부장관
④ 시장 · 군수 · 구청장
⑤ 기획재정부장관

해설 **시행령 제12조(지역보건의료기관의 조직 기준)** ① 행정안전부장관은 법 제15조제1항에 따라 지역보건의료기관의 조직 기준을 정하는 경우에 미리 보건복지부장관과 협의하여야 한다.

정답

32. ② 33. ④ 34. ① 35. ③

**36.** 「지역보건법」상 보건소에서 실제로 보건 등과 관련된 업무를 하는 공무원 중 4급 공무원으로 보건소장을 임용하는 경우의 조건 중 하나이다. (　)으로 옳은 것은?

> 보건등 분야에서의 근무 경력이 (　) 이상이면서 5급 또는 이에 상응하는 공무원(「지방공무원 임용령」에 따른 보건등 직렬의 공무원으로 한정한다)으로 근무한 경력이 있는 사람

① 1년　② 2년　③ 3년
④ 4년　⑤ 5년

해설 **시행령 제13조(보건소장)** ① 법 제15조제2항 단서에서 "대통령령으로 정하는 자격을 갖춘 사람"이란 다음 각 호의 구분에 따른 자격을 갖춘 사람을 말한다.
1. 4급 공무원으로 임용하는 경우: 다음 각 목의 구분에 따른 요건을 갖출 것
나. 보건소에서 실제로 보건 등과 관련된 업무를 하는 공무원
1) 보건등 분야에서의 근무 경력이 1년 이상이면서 4급 또는 이에 상응하는 공무원(「지방공무원 임용령」 별표 1에 따른 보건등 직렬의 공무원으로 한정한다)으로 근무한 경력이 있는 사람
2) 보건등 분야에서의 근무 경력이 3년 이상이면서 5급 또는 이에 상응하는 공무원(「지방공무원 임용령」 별표 1에 따른 보건등 직렬의 공무원으로 한정한다)으로 근무한 경력이 있는 사람
3) 보건등 분야에서의 근무 · 연구 경력이 2년 이상이면서 법인 또는 「비영리민간단체 지원법」 제4조에 따라 등록된 비영리민간단체에서 보건소장 직위에 상응하는 직위의 근무 경력이 있는 사람

**37.** 「지역보건법」상 보건소장의 설명으로 옳은 것은?

① 보건소장의 임용은 시 · 도지사가 한다.
② 반드시 의사면허 소지자 중 임명한다.
③ 보건소에 보건소장은 1인을 두되 필요시 더 임용할 수 있다.
④ 보건복지부장관의 지휘 · 감독을 받아 보건소 업무를 관장한다.
⑤ 보건소장은 시장 · 군수 · 구청장의 지휘 · 감독을 받아 소속 공무원을 지휘 · 감독한다.

해설 **제13조(보건소장)** ③ 보건소장은 시장 · 군수 · 구청장의 지휘 · 감독을 받아 보건소의 업무를 관장하고 소속 공무원을 지휘 · 감독하며, 관할 보건지소, 건강생활지원센터 및 「농어촌 등 보건의료를 위한 특별조치법」 제2조제4호에 따른 보건진료소(이하 "보건진료소")의 직원 및 업무에 대하여 지도 · 감독한다.

**38.** 「지역보건법」상 보건소장으로 우선적으로 임용되어야 하는 자는?

① 의사　② 보건직 공무원　③ 약무직 공무원
④ 의사나 한의사　⑤ 보건분야 전문가

해설 **제15조(지역보건의료기관의 조직)** ② 보건소에 보건소장(보건의료원의 경우에는 원장을 말한다) 1명을 두되, 의사 면허가 있는 사람 중에서 보건소장을 임용한다. 다만, 의사 면허가 있는 사람 중에서 임용하기 어려운 경우에는 「의료법」 제2조제2항에 따른 치과의사 · 한의사 · 조산사, 「간호법」 제12조에 따른 간호사, 「약사법」 제2조제2호에 따른 약사 또는 보건소에서 실제로 보건 등과 관련된 업무를 하는 공무원으로서 대통령령으로 정하는 자격을 갖춘 사람을 보건소장으로 임용할 수 있다.

정답

36. ③　37. ⑤　38. ①

**39.** 「지역보건법」상 지역보건의료기관의 조직의 설명 중 옳지 않은 것은?

① 대통령령으로 정하는 사항 외에는 「지방자치법」에 따른다.
② 보건복지부장관은 지역보건의료기관의 조직 기준을 정하는 경우에 미리 행정안전부장관과 협의하여야 한다.
③ 지역보건의료기관의 기능과 업무량이 변경될 경우에는 그에 따라 지역보건의료기관의 조직과 정원도 조정하여야 한다.
④ 행정안전부장관은 지역보건의료기관의 조직 기준을 정하는 경우에 미리 보건복지부장관과 협의하여야 한다.
⑤ 행정안전부장관은 지역보건의료기관의 조직 기준을 정하는 경우에 해당 시 · 군 · 구의 인구 규모, 지역 특성, 보건 의료 수요 등을 고려하여야 하고, 다른 지방자치단체와의 균형을 유지하도록 합리적으로 정하여야 한다.

해설 **시행령 제12조(지역보건의료기관의 조직 기준)** ① 행정안전부장관은 법 제15조제1항에 따라 지역보건의료기관의 조직 기준을 정하는 경우에 미리 보건복지부장관과 협의하여야 한다

**40.** 「지역보건법」상 의사면허를 가진 자가 없을 때 보건소 소장으로 임용될 수 없는 자는?

① 한약사 면허를 가진자
② 약사 면허를 가진 자
③ 한의사 면허를 가진 자
④ 조산사 면허를 가진 자
⑤ 의료기술 직렬의 공무원

해설 **제15조(지역보건의료기관의 조직)** ② 보건소에 보건소장(보건의료원의 경우에는 원장을 말한다) 1명을 두되, 의사 면허가 있는 사람 중에서 보건소장을 임용한다. 다만, 의사 면허가 있는 사람 중에서 임용하기 어려운 경우에는 「의료법」 제2조제2항에 따른 치과의사 · 한의사 · 조산사, 「간호법」 제12조에 따른 간호사, 「약사법」 제2조제2호에 따른 약사 또는 보건소에서 실제로 보건 등과 관련된 업무를 하는 공무원으로서 대통령령으로 정하는 자격을 갖춘 사람을 보건소장으로 임용할 수 있다.

**41.** 「지역보건법」상 보건소장의 설명으로 옳지 않은 것은?

① 보건소의 업무를 관장한다.
② 소속 공무원을 지휘 · 감독한다.
③ 시 · 도지사의 지휘 · 감독을 받는다.
④ 건강생활지원센터 업무에 대하여 지도 · 감독한다.
⑤ 보건진료소의 직원 및 업무에 대하여 지도 · 감독한다.

해설 **시행령 제13조(보건소장)** ③ 보건소장은 시장 · 군수 · 구청장의 지휘 · 감독을 받아 보건소의 업무를 관장하고 소속 공무원을 지휘 · 감독하며, 관할 보건지소, 건강생활지원센터 및 「농어촌 등 보건의료를 위한 특별조치법」 제2조제4호에 따른 보건진료소(이하 "보건진료소"라 한다)의 직원 및 업무에 대하여 지도 · 감독한다.

정답

39. ② 40. ① 41. ③

**42.** 「지역보건법」상 보건진료 분야에서 근무한 치과의사 면허 소지자를 4급 공무원의 보건소장으로 임용하는 경우 자격 요건으로 옳은 것은?

① 근무 · 연구 경력이 1년 이상이면서 법인 또는 보건소장 직위에 근무 경력이 있는 사람
② 근무 · 연구 경력이 3년 이상이면서 법인 또는 보건소장 직위에 근무 경력이 있는 사람
③ 근무 · 연구 경력이 2년 이상, 면허를 취득한 이후의 근무 · 연구 경력이 1년 이상인 사람
④ 근무 · 연구 경력이 4년 이상, 면허를 취득한 이후의 근무 · 연구 경력이 2년 이상인 사람
⑤ 근무 경력이 1년 이상이면서 4급 또는 이에 상응하는 공무원으로 근무한 경력이 있는 사람

해설 **시행령 제13조(보건소장)** ① 법 제15조제2항 단서에서 "대통령령으로 정하는 자격을 갖춘 사람"이란 다음 각 호의 구분에 따른 자격을 갖춘 사람을 말한다.
1. 4급 공무원으로 임용하는 경우: 다음 각 목의 구분에 따른 요건을 갖출 것
가. 치과의사 · 한의사 · 간호사 · 조산사 · 약사 면허 소지자
1) 보건 · 식품위생 · 의료기술 · 의무 · 약무 · 간호 · 보건진료(이하 "보건등"이라 한다) 분야에서의 근무 · 연구 경력이 4년 이상이면서 치과의사 · 한의사 · 간호사 · 조산사 · 약사 면허를 취득한 이후의 근무 · 연구 경력이 2년 이상인 사람
2) 보건등 분야에서의 근무 · 연구 경력이 2년 이상이면서 법인 또는 「비영리민간단체 지원법」 제4조에 따라 등록된 비영리민간단체에서 보건소장 직위에 상응하는 직위의 근무 경력이 있는 사람

**43.** 「지역보건법」상 서울시 용산구에 설치되어 있는 보건소장의 임용권자는?

① 질병관리청장 ② 행정안전부장관 ③ 보건복지부장관
④ 서울시장 ⑤ 용산구청장

해설 **제15조(지역보건의료기관의 조직)** ① 지역보건의료기관의 조직은 대통령령으로 정하는 사항 외에는 「지방자치법」 제125조에 따른다.

**44.** 「지역보건법」상 건강생활지원센터장은 누구의 지휘 · 감독을 받는가?

① 보건복지부장관 ② 보건소장 ③ 시장 · 군수 · 구청장
④ 행정안전부장관 ⑤ 읍 · 면장

해설 **시행령 제15조(건강생활지원센터장)** ② 건강생활지원센터장은 보건소장의 지휘 · 감독을 받아 건강생활지원센터의 업무를 관장하고 소속 직원을 지휘 · 감독한다

**45.** 「지역보건법」상 보건소장으로 임명할 지방공무원 임용직렬의 공무원의 직군이 아닌 것은?

① 보건 ② 의무 ③ 의료기술
④ 식품위생 ⑤ 산업보건

해설 **시행령 제13조(보건소장)** ① 법 제15조제2항 단서에서 "대통령령으로 정하는 자격을 갖춘 사람"이란 다음 각 호의 구분에 따른 자격을 갖춘 사람을 말한다.
1) 보건 · 식품위생 · 의료기술 · 의무 · 약무 · 간호 · 보건진료(이하 "보건등")

정답

42. ④ 43. ⑤ 44. ②
45. ⑤

**46.** 「지역보건법」상 보건지소장의 자격은?

① 의사 ② 의료인
③ 지방별정직 공무원 ④ 보건 직렬의 공무원
⑤ 지방의무직공무원 또는 임기제공무원

해설 **시행령 제14조(보건지소장)** ① 보건지소에 보건지소장 1명을 두되, 지방의무직공무원 또는 임기제공무원을 보건지소장으로 임용한다.

**47.** 「지역보건법」상 보건지소장의 설명으로 옳지 않은 것은?

① 보건지소에 보건지소장 1명을 둔다.
② 임기제공무원을 보건지소장으로 임용한다.
③ 지방의무직공무원을 보건지소장으로 임용한다.
④ 보건진료소의 직원 및 업무에 대하여 지도 · 감독한다
⑤ 보건지소장은 시장 · 군수 · 구청장의 지휘 · 감독을 받아 보건지소의 업무를 관장한다.

해설 **시행령 제14조(보건지소장)** ② 보건지소장은 보건소장의 지휘 · 감독을 받아 보건지소의 업무를 관장하고 소속 직원을 지휘 · 감독하며, 보건진료소의 직원 및 업무에 대하여 지도 · 감독한다.

**48.** 「지역보건법」상 의사의 자격을 가진 자 중에서 보건소장으로 임명할 수 있는 임명권자는?

① 행정안전부장관 ② 보건복지부장관
③ 시 · 도지사 ④ 시장 · 군수 · 구청장
⑤ 대통령

해설 **제15조(지역보건의료기관의 조직)** ① 지역보건의료기관의 조직은 대통령령으로 정하는 사항 외에는 「지방자치법」 제125조에 따른다.
**지방자치법 제125조(행정기구와 공무원)** ⑥ 제5항에 규정된 국가공무원의 경우 「국가공무원법」 제32조제1항부터 제3항까지의 규정에도 불구하고 5급 이상의 국가공무원이나 고위공무원단에 속하는 공무원은 해당 지방자치단체의 장의 제청으로 소속 장관을 거쳐 대통령이 임명하고, 6급 이하의 국가공무원은 그 지방자치단체의 장의 제청으로 소속 장관이 임명한다.

**49.** 「지역보건법」상 보건지소장의 지휘, 감독권자는?

① 시장 · 군수 · 구청장 ② 보건소장
③ 시 · 도지사 ④ 보건복지부장관
⑤ 대통령

해설 **시행령 제14조(보건지소장)** ② 보건지소장은 보건소장의 지휘 · 감독을 받아 보건지소의 업무를 관장하고 소속 직원을 지휘 · 감독하며, 보건진료소의 직원 및 업무에 대하여 지도 · 감독한다.

정답

46. ⑤ 47. ⑤ 48. ④
49. ②

**50.** 「지역보건법」상 보건소장을 의사 면허가 있는 사람 중에서 임용하기 어려운 경우 보건소장으로 임용할 수 있는 자가 아닌 것은?

① 약사　② 조산사　③ 한약사
④ 치과의사　⑤ 보건 등 직렬의 공무원

해설 **제15조(지역보건의료기관의 조직)** ② 보건소에 보건소장(보건의료원의 경우에는 원장을 말한다) 1명을 두되, 의사 면허가 있는 사람 중에서 보건소장을 임용한다. 다만, 의사 면허가 있는 사람 중에서 임용하기 어려운 경우에는 「의료법」 제2조제2항에 따른 치과의사 · 한의사 · 조산사, 「간호법」 제12조에 따른 간호사, 「약사법」 제2조제2호에 따른 약사 또는 보건소에서 실제로 보건 등과 관련된 업무를 하는 공무원으로서 대통령령으로 정하는 자격을 갖춘 사람을 보건소장으로 임용할 수 있다.

**51.** 「지역보건법」상 보건소에 두어야 하는 전문인력의 배치기준에 없는 종별은?

① 한의사　② 간호사
③ 임상병리사　④ 환경관리기사
⑤ 위생사

해설 **시행규칙 [별표 2] 전문인력의 면허 또는 자격의 종류에 따른 최소 배치 기준(제4조제1항 관련)**

1. 보건소 (단위: 명)

| 구분 / 직종별 | 특별시의 구 | 광역시의 구, 인구 50만명 이상인 시의 구 및 인구 30만명 이상인 시 | 인구 30만명 미만인 시 | 도농복합 형태의 시 | 군 | 보건의료원이 설치된 군 |
|---|---|---|---|---|---|---|
| 의사 | 3 | 3 | 2 | 2 | 1 | 6 |
| 치과의사 | 1 | 1 | 1 | 1 | 1 | 1 |
| 한의사 | 1 | 1 | 1 | 1 | 1 | 1 |
| 조산사 | (1) | (1) | (1) | (1) | (1) | (1) |
| 간호사 | 18 | 14 | 10 | 14 | 10 | 23 |
| 약사 | 3 | 2 | 1 | 1 | 1 | 2 |
| 임상병리사 | 4 | 4 | 3 | 4 | 2 | 4 |
| 방사선사 | 2 | 2 | 2 | 2 | 2 | 3 |
| 물리치료사 | 1 | 1 | 1 | 1 | 1 | 2 |
| 작업치료사 | 1 | 1 | 1 | 1 | 1 | 2 |
| 치과위생사 | 1 | 1 | 1 | 1 | 1 | 1 |
| 영양사 | 1 | 1 | 1 | 1 | 1 | 2 |
| 간호조무사 | (2) | (2) | (2) | (2) | (2) | (6) |
| 보건의료정보관리사 | – | – | – | – | – | 1 |
| 위생사 | (3) | (3) | (2) | (2) | (2) | (2) |
| 보건교육사 | 1 | 1 | 1 | 1 | 1 | 1 |
| 정신건강전문요원 | 1 | 1 | 1 | 1 | 1 | 1 |
| 정보처리기사 및 정보처리기능사 | (1) | (1) | (1) | (1) | (1) | (1) |
| 응급구조사 | – | – | – | – | (1) | 1 |

정답

50. ③　51. ④

**52.** 「지역보건법」상 지역보건의료기관에 두어야 하는 전문인력의 면허 또는 자격의 종류에 따른 최소 배치기준을 정하는 것은?

① 대통령령 ② 국무총리령
③ 행정안전부령 ④ 보건복지부령
⑤ 지방자치단체의 조례

해설 **시행령 제16조(전문인력의 배치 기준)** 법 제16조제1항에 따라 지역보건의료기관에 두어야 하는 전문인력(이하 "전문인력"이라 한다)의 면허 또는 자격의 종류에 따른 최소 배치 기준은 보건복지부령으로 정한다.

**53.** 「지역보건법」상 지역보건의료기관 간에 전문인력의 교류를 할 수 있는 자는?

① 시 · 도지사 ② 보건소장
③ 시장 · 군수 · 구청장 ④ 보건복지부장관
⑤ 국무총리

해설 **제16조(전문인력의 적정 배치 등)** ② 시 · 도지사(특별자치시장 · 특별자치도지사를 포함한다)는 지역보건의료기관의 전문인력을 적정하게 배치하기 위하여 필요한 경우 「지방공무원법」 제30조의2제2항에 따라 지역보건의료기관 간에 전문인력의 교류를 할 수 있다.

**54.** 「지역보건법」상 지역보건의료기관의 전문인력의 자질 향상을 위하여 필요한 교육훈련을 시행할 수 있는 자는?

① 질병관리청장 ② 보건소장
③ 시장 · 군수 · 구청장 ④ 보건복지부장관과 시 · 도지사
⑤ 국무총리

해설 **제16조(전문인력의 적정 배치 등)** ③ 보건복지부장관과 시 · 도지사(특별자치시장 · 특별자치도지사를 포함한다)는 지역보건의료기관의 전문인력의 자질 향상을 위하여 필요한 교육훈련을 시행하여야 한다.

**55.** 「지역보건법」상 지역보건의료기관의 전문인력의 배치 및 운영 실태를 조사할 수 있으며, 그 배치 및 운영이 부적절하다고 판단될 때에는 그 시정을 위하여 시 · 도지사 또는 시장 · 군수 · 구청장에게 권고할 수 있는 자는?

① 보건소장 ② 보건복지부장관
③ 시장 · 군수 · 구청장 ④ 시 · 도지사
⑤ 국무총리

해설 **제16조(전문인력의 적정 배치 등)** ④ 보건복지부장관은 지역보건의료기관의 전문인력의 배치 및 운영 실태를 조사할 수 있으며, 그 배치 및 운영이 부적절하다고 판단될 때에는 그 시정을 위하여 시 · 도지사 또는 시장 · 군수 · 구청장에게 권고할 수 있다.

정답

52. ④ 53. ① 54. ④
55. ②

**56.** 「지역보건법」상 신규로 임용되는 전문인력을 대상으로 하는 기본교육훈련 기간은?

① 1주 이상 ② 10일 이상 ③ 2주 이상
④ 3주 이상 ⑤ 30일 이상

해설 **시행령 제19조(교육훈련의 대상 및 기간)** 1. 기본교육훈련: 해당 직급의 공무원으로서 필요한 능력과 자질을 배양할 수 있도록 신규로 임용되는 전문인력을 대상으로 하는 3주 이상의 교육훈련

**57.** 「지역보건법」상 보건소에서 현재 담당하고 있거나 담당할 직무 분야에 필요한 전문적인 지식과 기술을 습득할 수 있도록 재직 중인 전문인력을 대상으로 하는 직무 분야별 전문교육훈련 기간은?

① 1주 이상 ② 2주 이상 ③ 3주 이상
④ 4주 이상 ⑤ 5주 이상

해설 **시행령 제19조(교육훈련의 대상 및 기간)** 2. 직무 분야별 전문교육훈련: 보건소에서 현재 담당하고 있거나 담당할 직무 분야에 필요한 전문적인 지식과 기술을 습득할 수 있도록 재직 중인 전문인력을 대상으로 하는 1주 이상의 교육훈련

**58.** 「지역보건법」상 지역보건의료기관의 전문인력 등의 배치 및 운영실태를 조사하여야 하는자와 조사 실시 기간은?

① 보건소장 – 1년마다
② 보건복지부장관 – 2년마다
③ 시장 · 군수 · 구청장 – 3년마다
④ 행정안전부장관 – 4년마다
⑤ 시 · 도지사 – 5년마다

해설 **시행령 제20조(전문인력 배치 및 운영 실태 조사)** ① 보건복지부장관은 법 제16조제4항에 따라 지역보건의료기관의 전문인력 배치 및 운영 실태를 2년마다 조사하여야 하며, 필요한 경우에는 시 · 도 또는 시 · 군 · 구에 대하여 수시로 조사할 수 있다.

**59.** 「지역보건법」상 방문건강관리 전담공무원에 해당하는 사람이 아닌 자는?

① 치과위생사 ② 한의사 ③ 영양사
④ 치과기공사 ⑤ 체육지도자

해설 **시행규칙 제4조의2(방문건강관리 전담공무원)** 1. 「의료법」 제2조제1항에 따른 의사, 치과의사, 한의사 및 간호사
2. 「의료기사 등에 관한 법률」 제2조제2항제3호, 제4호 및 제6호에 따른 물리치료사, 작업치료사 및 치과위생사
3. 「국민영양관리법」 제15조에 따른 영양사
4. 「약사법」 제2조제2호에 따른 약사 및 한약사
5. 「국민체육진흥법」 제2조제6호에 따른 체육지도자
6. 그 밖에 법 제11조제1항제5호사목에 따른 방문건강관리사업에 관한 전문지식과 경험이 있다고 보건복지부장관이 인정하여 고시하는 사람

정답

56. ④ 57. ① 58. ② 59. ④

**60.** 「지역보건법」상 지역보건의료기관의 시설, 장비 등의 구비기준을 정하는 요건은?

① 대통령령 ② 국무총리령 ③ 보건복지부령
④ 시 · 도지사령 ⑤ 지방단체 조례

해설 **17조(지역보건의료기관의 시설 · 장비 등)** ① 지역보건의료기관은 보건복지부령으로 정하는 기준에 적합한 시설 · 장비 등을 갖추어야 한다.

**61.** 「지역보건법」상 보건의료에 관한 실험과 검사를 위하여 보건소의 시설을 이용하게 할 수 없는 자는?

① 의사 ② 치과의사 ③ 수의사
④ 한의사 ⑤ 약사

해설 **제18조(시설의 이용)** 지역보건의료기관은 보건의료에 관한 실험 또는 검사를 위하여 의사 · 치과의사 · 한의사 · 약사 등에게 그 시설을 이용하게 하거나, 타인의 의뢰를 받아 실험 또는 검사를 할 수 있다.

**62.** 「지역보건법」상 시장 · 군수 · 구청장은 조사하거나 제출받은 정보 중 서비스대상자가 아닌 사람의 정보는 (  )년을 초과하여 보유할 수 없다. 이 경우 시장 · 군수 · 구청장은 정보의 보유기한이 지나면 지체 없이 이를 파기하여야 한다. (  ) 안에 알맞은 것은?

① 1년 ② 3년 ③ 5년
④ 7년 ⑤ 10년

해설 **제22조(정보의 파기)** ③ 시 · 도지사, 시장 · 군수 · 구청장, 보건의료 관련기관 · 단체 또는 의료인은 제5조제5항 및 제6항에 따라 제공받은 자료 또는 정보를 5년이 지나면 파기하여야 한다.

**63.** 「지역보건법」상 의료기관이 아닌 자가 지역주민 다수를 대상으로 건강검진 또는 순회 진료 등 주민의 건강에 영향을 미치는 행위를 하고자 하는 경우에는 (  )이 정하는 바에 따라 건강검진 등을 하고자 하는 지역을 관할하는 (  )에게 신고하여야 한다. (  ) 안에 알맞은 것은?

① 대통령령–보건소장
② 지역보건법–시장 · 군수 · 구청장
③ 보건복지부령–시 · 도지사
④ 자치단체 조례–시장 · 군수 · 구청장
⑤ 보건복지부령–보건소장

해설 **제23조(건강검진 등의 신고)** ① 「의료법」 제27조제1항 각 호의 어느 하나에 해당하는 사람이 지역주민 다수를 대상으로 건강검진 또는 순회 진료 등 주민의 건강에 영향을 미치는 행위(이하 "건강검진등"이라 한다)를 하려는 경우에는 보건복지부령으로 정하는 바에 따라 건강검진등을 하려는 지역을 관할하는 보건소장에게 신고하여야 한다.

정답

60. ③ 61. ③ 62. ③
63. ⑤

**64.** 「지역보건법」상 보건소장은 지역주민 다수를 대상으로 건강검진 또는 순회 진료 등 신고서를 제출받은 날부터 몇일 이내에 신고의 수리 여부를 신고인에게 통지해야 하는가?

① 3일 이내 ② 5일 이내 ③ 7일 이내
④ 10일 이내 ⑤ 14일 이내

해설 **시행규칙 제9조(건강검진 등의 신고)** ② 보건소장은 제1항에 따른 건강검진 등 신고서를 제출받은 날부터 7일 이내에 신고의 수리 여부를 신고인에게 통지해야 한다.

**65.** 「지역보건법」상 외국의 의료인 면허를 가지고 일정 기간 국내에 체류하는 자가 지역주민 다수를 대상으로 건강검진등을 실시하려는 경우 누구에게 신고해야 하는가?

① 질병관리청장 ② 관할 경찰서장
③ 관할 보건소장 ④ 시장 · 군수 · 구청장
⑤ 건강생활지원센터장

해설 **제23조(건강검진 등의 신고)** ① 「의료법」 제27조제1항 각 호의 어느 하나에 해당하는 사람이 지역주민 다수를 대상으로 건강검진 또는 순회 진료 등 주민의 건강에 영향을 미치는 행위(이하 "건강검진등")를 하려는 경우에는 보건복지부령으로 정하는 바에 따라 건강검진등을 하려는 지역을 관할하는 보건소장에게 신고하여야 한다.

**66.** 「지역보건법」상 건강검진 등 신고서를 관할 보건소장(보건의료원장을 포함)에게 제출할 때 건강검진 등을 실시하기 몇 일까지 제출하는가?

① 3일 전 ② 5일 전 ③ 1주일 전
④ 10일 전 ⑤ 30일 전

해설 **시행규칙 제9조(건강검진 등의 신고)** ① 법 제23조에 따른 신고는 건강검진 등을 실시하기 10일 전까지 별지 제1호서식의 건강검진 등 신고서를 관할 보건소장(보건의료원장을 포함한다. 이하 같다)에게 제출하는 방법으로 해야 한다.

**67.** 「지역보건법」상 지역보건의료기관의 설치비와 부대비 및 운영에 대한 국고 보조금의 범위로 옳은 것은?

① 설치비와 부대비 3분의 2, 운영비의 2분의 1
② 설치비와 부대비 3분의 1, 운영비의 3분의 2
③ 설치비와 부대비 2분의 1, 운영비의 3분의 1
④ 설치비와 부대비 3분의 1, 운영비의 3분의 1
⑤ 설치비와 부대비 3분의 2, 운영비의 3분의 1

해설 **제24조(비용의 보조)** ② 제1항에 따라 보조금을 지급하는 경우 설치비와 부대비에 있어서는 그 3분의 2 이내로 하고, 운영비 및 지역보건의료계획의 시행에 필요한 비용에 있어서는 그 2분의 1 이내로 한다.

정답

64. ③ 65. ③ 66. ④
67. ①

**68.** 「지역보건법」상 지역보건의료기관 이용 시 수수료와 진료비는 무엇으로 정하는가?

① 지방자치단체 규칙 ② 지방자치단체 조례
③ 지방자치단체 내규 ④ 법률
⑤ 대통령령

해설 **제25조(수수료 등)** ② 제1항에 따른 수수료와 진료비는 보건복지부령으로 정하는 기준에 따라 해당 지방자치단체의 조례로 정한다.

**69.** 「지역보건법」상 보건복지부령으로 정하는 기준에 따라 해당지방자치단체의 조례로 정하는 것은?

① 보건지소의 설치 ② 보건의료원의 설치
③ 보건소의 추가 설치 ④ 건강생활지원센터의 설치
⑤ 지역보건의료기관의 수수료와 진료비 징수

해설 **제25조(수수료 등)** ① 지역보건의료기관은 그 시설을 이용한 자, 실험 또는 검사를 의뢰한 자 또는 진료를 받은 자로부터 수수료 또는 진료비를 징수할 수 있다.
② 제1항에 따른 수수료와 진료비는 보건복지부령으로 정하는 기준에 따라 해당 지방자치단체의 조례로 정한다.

**70.** 「지역보건법」상 지역보건의료기관 설치 · 운영 현황을 작성하여 다음해 3월 31일까지 시 · 도지사를 거쳐 보건복지부장관에게 보고하여야 하는 자는?

① 특별자치 도지사 ② 보건소장
③ 질병관리청장 ④ 시장 · 군수 · 구청장
⑤ 특별자치시장

해설 **시행규칙 제11조(자료 제출 등)** ① 법 제27조에 따라 지역보건의료기관의 설치 · 운영에 관한 자료의 제출을 요구받은 시장 · 군수 · 구청장(특별자치시장 · 특별자치도지사는 제외한다)은 매년 12월 31일 기준으로 별지 제2호서식의 지역보건의료기관 설치 · 운영 현황을 작성하여 다음해 3월 31일까지 시 · 도지사를 거쳐 보건복지부장관에게 제출해야 한다.

**71.** 「지역보건법」상 보건소의 업무 위탁 및 대행을 보건의료 관련기관 · 단체에 위탁할 수 있는 자는?

① 질병관리청장 ② 보건복지부장관
③ 특별자치시장, 도지사 ④ 국립의료원장
⑤ 시 · 도지사 또는 시장 · 군수 · 구청장

해설 **시행령 제23조(업무의 위탁 및 대행)** ① 법 제30조제3항에 따라 시 · 도지사 또는 시장 · 군수 · 구청장은 다음 각 호의 업무를 보건의료 관련기관 · 단체에 위탁할 수 있다.

**정답**

68. ② 69. ⑤ 70. ④
71. ⑤

**72.** 「지역보건법」상 의료법에 대한 특례조치로 보건소 · 보건지소 및 건강생활지원센터는 무엇으로 보는가?

① 의원 · 한방병원으로 본다.

② 의원 · 치과병원으로 본다.

③ 의원 · 치과의원 또는 한의원으로 본다.

④ 병원 · 치과의원 또는 한의원으로 본다.

⑤ 병원 · 치과병원 또는 한방병원으로 본다.

해설 **제31조(「의료법」에 대한 특례)** 제12조에 따른 보건의료원은 「의료법」 제3조제2항제3호 가목에 따른 병원 또는 같은 항 제1호나목 · 다목에 따른 치과의원 또는 한의원으로 보고, 보건소 · 보건지소 및 건강생활지원센터는 같은 호에 따른 의원 · 치과의원 또는 한의원으로 본다.

**73.** 「지역보건법」상 의료법 특례 조치로 보건의료원은 어떤 의료기관으로 보는가?

① 읍, 면에 설치한 보건지소

② 광역시에 설치되어 있는 보건지소

③ 의원에 해당하는 요건을 갖춘 보건소

④ 요양병원에 해당하는 요건을 갖춘 보건소

⑤ 병원, 치과의원, 한의원에 해당하는 요건을 갖춘 보건소

해설 **제31조(「의료법」에 대한 특례)** 제12조에 따른 보건의료원은 「의료법」 제3조제2항제3호 가목에 따른 병원 또는 같은 항 제1호나목 · 다목에 따른 치과의원 또는 한의원으로 보고, 보건소 · 보건지소 및 건강생활지원센터는 같은 호에 따른 의원 · 치과의원 또는 한의원으로 본다.

**74.** 「지역보건법」상 보건의료인의 건강검진과정에서 알게 된 개인 및 가족의 진료정보를 이용하여 금융정보를 사용, 제공, 누설한 자에 대한 벌칙은?

① 300만원 이하의 과태료

② 3년 이하의 징역 또는 2천만원 이하의 벌금

③ 3년 이하의 징역 또는 3천만원 이하의 벌금

④ 5년 이하의 징역 또는 2천만원 이하의 벌금

⑤ 5년 이하의 징역 또는 5천만원 이하의 벌금

해설 **제32조(벌칙)** ① 다음 각 호의 어느 하나에 해당하는 자는 5년 이하의 징역 또는 5천만원 이하의 벌금에 처한다.

2. 제28조를 위반하여 같은 조 제1호부터 제4호까지의 어느 하나에 해당하는 정보를 사용 · 제공 · 누설한 자 및 그 사정을 알면서도 영리 목적 또는 부정한 목적으로 해당 정보를 제공받은 자/ (개인정보: 진료정보, 금융정보 등)

정답

72. ③ 73. ⑤ 74. ⑤

**75.** 「지역보건법」상 정당한 접근 권한 없이 또는 허용된 접근 권한을 넘어 지역보건의료정보시스템의 정보를 검색 또는 복제한 자에 대한 벌칙은?

① 5년 이하의 징역 또는 5,000만원 이하의 벌금
② 3년 이하의 징역 또는 3,000만원 이하의 벌금
③ 2년 이하의 징역 또는 2,000만원 이하의 벌금
④ 1년 이하의 징역 또는 1,000만원 이하의 벌금
⑤ 500만원 이하의 벌금

해설 **제32조(벌칙)** ③ 제5조제3항을 위반하여 정당한 접근 권한 없이 또는 허용된 접근 권한을 넘어 지역보건의료정보시스템의 정보를 검색 또는 복제한 자는 3년 이하의 징역 또는 3천만원 이하의 벌금에 처한다.

**76.** 「지역보건법」상 개인정보의 누설금지를 위반하여 신용정보 · 보험정보 또는 개인정보를 사용 · 제공 또는 누설한 자 및 그 사정을 말면서도 영리 목적 또는 부정한 목적으로 해당 정보를 제공받은 자에 대한 벌칙은?

① 5년 이하의 징역 또는 5천만원 이하의 벌금
② 5년 이하의 징역 또는 3천만원 이하의 벌금
③ 3년 이하의 징역 또는 2천만원 이하의 벌금
④ 3년 이하의 징역 또는 1천만원 이하의 벌금
⑤ 3년 이하의 징역 또는 1천만원 이하의 벌금

해설 **제32조(벌칙)** ① 다음 각 호의 어느 하나에 해당하는 자는 5년 이하의 징역 또는 5천만원 이하의 벌금에 처한다.
2. 제28조를 위반하여 같은 조 제1호부터 제4호까지의 어느 하나에 해당하는 정보를 사용 · 제공 · 누설한 자 및 그 사정을 알면서도 영리 목적 또는 부정한 목적으로 해당 정보를 제공받은 자

**77.** 「지역보건법」상 지역보건의료정보 시스템의 정보를 훼손 · 멸실 · 변경 · 위조 또는 유출한 자의 벌칙은?

① 3천만원 이하의 벌금
② 5천만원 이하의 벌금
③ 5년 이하의 징역 또는 5천만원 이하의 벌금
④ 3년 이하의 징역 또는 3천만원 이하의 벌금
⑤ 3년 이하의 징역 또는 2천만원 이하의 벌금

해설 **제32조(벌칙)** ① 다음 각 호의 어느 하나에 해당하는 자는 5년 이하의 징역 또는 5천만원 이하의 벌금에 처한다.
1. 제5조제3항을 위반하여 정당한 접근 권한 없이 또는 허용된 접근 권한을 넘어 지역보건의료정보시스템의 정보를 훼손 · 멸실 · 변경 · 위조 또는 유출한 자

정답

75. ② 76. ① 77. ③

**78.** 「지역보건법」상 과태료를 부과, 징수할 수 있는 자는?

① 보건소장
② 시장 · 군수 · 구청장
③ 보건복지부장관
④ 관할 읍 · 면장
⑤ 의료보험관리공단 이사장

해설 **제34조(과태료)** ③ 제1항 및 제2항에 따른 과태료는 해당 지방자치단체의 조례에서 정하는 바에 따라 해당 시장 · 군수 · 구청장이 부과 · 징수한다.

**79.** 「지역보건법」상 보건소, 보건의료원, 보건지소 또는 건강생활 지원센터가 아닌 자가 동일 명칭을 사용하였을 경우 벌칙은?

① 100만원 이하의 과태료
② 300만원 이하의 과태료
③ 500만원 이하의 과태료
④ 1년 이하의 징역 또는 1천만원 이하의 벌금
⑤ 2년 이하의 징역 또는 2천만원 이하의 벌금

해설 **제34조(과태료)** ② 다음 각 호의 어느 하나에 해당하는 자에게는 300만원 이하의 과태료를 부과한다.

1. 제23조(건강검진 등의 신고)에 따른 신고를 하지 아니하거나 거짓으로 신고하고 건강검진등을 한 자
2. 제29조(동일 명칭 사용금지)를 위반하여 동일 명칭을 사용한 자

**80.** 「지역보건법」상 과태료는 해당 지방자치단체의 (　　)에서 정하는 바에 시장 · 군수 · 구청장이 부과 · 징수한다. (　　)은?

① 청문
② 시행규칙
③ 조례
④ 시행령
⑤ 의결

해설 **제34조(과태료)** ③ 제1항 및 제2항에 따른 과태료는 해당 지방자치단체의 조례에서 정하는 바에 따라 해당 시장 · 군수 · 구청장이 부과 · 징수한다.

**81.** 「지역보건법」상 신고를 하지 아니하거나 거짓으로 신고하고 건강검진 등을 한 자의 벌칙은?

① 100만원 이하의 과태료
② 200만원 이하의 과태료
③ 300만원 이하의 과태료
④ 3년 이하의 징역 또는 2천만원 이하의 벌금
⑤ 5년 이하의 징역 또는 3천만원 이하의 벌금

해설 **제34조(과태료)** ② 다음 각 호의 어느 하나에 해당하는 자에게는 300만원 이하의 과태료를 부과한다.

1. 제23조에 따른 신고를 하지 아니하거나 거짓으로 신고하고 건강검진등을 한 자

정답

78. ② 79. ② 80. ③
81. ③

**82.** 「지역보건법」상 3천만원 이하의 과태료를 부과할 수 있는 것은?

① 동일 명칭을 사용한 자
② 정보 또는 자료를 파기하지 아니한 자
③ 신고를 하지 않고 건강검진 또는 순회진료를 행한 자
④ 권한을 넘어 지역보건의료정보시스템의 정보를 위조 · 유출한 자
⑤ 업무상 알게 된 금융정보, 신용정보 또는 보험정보를 사용 · 제공 · 누설한 자

해설 **제34조(과태료)** ① 제22조제3항을 위반하여 정보 또는 자료를 파기하지 아니한 자에게는 3천만원 이하의 과태료를 부과한다. 정답: ②

정답

82. ②

# 05

# 혈액관리법

《 혈액관리법

# 예상문제

**01.** 「혈액관리법」상 혈액관리법의 목적이 아닌 것은?

① 채혈부작용의 예방에 기여한다.
② 수혈자 및 헌혈자를 보호한다.
③ 혈액관리의 적정을 기한다.
④ 국민보건의 향상에 기여한다.
⑤ 혈액관리 업무에 관하여 필요한 사항을 규정한다.

해설 **제1조(목적)** 이 법은 혈액관리업무에 관하여 필요한 사항을 규정함으로써 수혈자와 헌혈자를 보호하고 혈액관리를 적절하게 하여 국민보건의 향상에 이바지함을 목적으로 한다.

**02.** 「혈액관리법」상 "채혈부작용"이란 (　)한 후에 (　)에게 나타날 수 있는 혈관미주신경반응 또는 피하출혈 등 미리 예상하지 못한 부작용을 말한다. (　) 안의 내용으로 옳은 것은?

① 채혈, 수혈자　② 채혈, 헌혈자　③ 수혈, 수혈자
④ 수혈, 헌혈자　⑤ 채혈, 채혈자

해설 **제2조(정의)** 11. "채혈부작용"이란 채혈한 후에 헌혈자에게 나타날 수 있는 혈관미주신경반응 또는 피하출혈 등 미리 예상하지 못한 부작용을 말한다.

**03.** 「혈액관리법」상 수혈 등에 사용되는 혈액제제를 제조하기 위하여 헌혈자로부터 혈액을 채취하는 행위는?

① 채혈　② 수혈　③ 수혈자
④ 혈액제제　⑤ 혈액관리

해설 **제2조(정의)** 10. "채혈"이란 수혈 등에 사용되는 혈액제제를 제조하기 위하여 헌혈자로부터 혈액을 채취하는 행위를 말한다.

**04.** 「혈액관리법」상 사용하는 용어의 정의로 옳은 것은?

① 특정수혈부작용: 헌혈 후 헌혈자에게 발생한 부작용
② 혈액제제: 혈액을 원료로 하여 제조한 혈액관리법 따른 의약품
③ 혈액관리업무: 혈액제제의 제조에 필요한 혈액을 판매하는 업무
④ 혈액원: 혈액관리업무를 수행하기 위하여 보건소장의 허가를 받은 자
⑤ 부적격혈액: 채혈 시 또는 채혈 후에 이상이 발견된 혈액 또는 혈액제제

해설 **제2조(정의)** 5. "부적격혈액"이란 채혈 시 또는 채혈 후에 이상이 발견된 혈액 또는 혈액제제로서 보건복지부령으로 정하는 혈액 또는 혈액제제를 말한다.

정답

01. ①　02. ②　03. ①
04. ⑤

**05.** 「혈액관리법」상 혈액을 원료로 하여 제조한 혈액제제가 아닌 것은?

① 전혈 ② 농축적혈구 ③ 신선동결혈장
④ 농축혈소판 ⑤ 세척백혈구

해설 **제2조(정의)** 8. "혈액제제"란 혈액을 원료로 하여 제조한 「약사법」 제2조에 따른 의약품으로서 다음 각 목의 어느 하나에 해당하는 것을 말한다.
가. 전혈 나. 농축적혈구 다. 신선동결혈장 라. 농축혈소판
마. 그 밖에 보건복지부령으로 정하는 혈액 관련 의약품

**06.** 「혈액관리법」상 용어의 정의 중 옳지 않은 것은?

① 혈액: 인체에서 채혈한 혈구 및 혈장
② 혈액원: 혈액관리업무를 실시하기 위하여 보건복지부장관으로부터 허가를 받은 자
③ 헌혈자: 자기의 혈액을 혈액원에 유상으로 제공하는 자
④ 부적격혈액: 채혈 시 또는 채혈 후에 이상이 발견된 혈액 또는 혈액제제
⑤ 특정수혈부작용: 수혈한 혈액제제로 인하여 발생한 부작용을 말함

해설 **제2조(정의)** 4. "헌혈자"란 자기의 혈액을 혈액원에 무상으로 제공하는 사람을 말한다.

**07.** 「혈액관리법」상 「혈액관리법」상 혈액제제 중 혈장분획제제(혈장을 원료로 일련의 제조과정을 거쳐 얻어진 의약품)의 제조를 위하여 혈액원이 혈장분획제제 제조업자에게 공급하는 것은?

① 전혈 ② 원료혈청 ③ 원료혈구
④ 원료혈장 ⑤ 동결혈장

해설 **제2조(정의)** 8의2. "원료혈장" 이란 혈액제제 중 혈장분획제제(혈장을 원료로 일련의 제조과정을 거쳐 얻어진 의약품)의 제조를 위하여 혈액원이 혈장분획제제 제조업자에게 공급하는 혈장을 말한다.

**08.** 「혈액관리법」상 혈액원이 보건복지부장관에게 예치하는 헌혈환급예치금의 사용 목적은?

① 수혈 비용 보상 및 헌혈 사업
② 혈액 의료 인력 양성 및 교육 사업
③ 혈액제제 제조 및 의약품 생산 사업
④ 수혈자 복지 시설 관리 및 운영 사업
⑤ 채혈자의 복지 및 후생 관리 운영 사업

해설 **제2조(정의)** 9. "헌혈환급예치금"이란 제14조제5항에 따라 수혈비용을 보상하거나 헌혈사업에 사용할 목적으로 혈액원이 보건복지부장관에게 예치하는 금액을 말한다.

정답

05. ⑤ 06. ③ 07. ④
08. ①

**09.** 「혈액관리법」상 혈액을 원료로 하여 제조한 혈액제제가 아닌 것은?

① 농축혈소판
② 농축적혈구
③ 신선동결혈장
④ 해동동결혈장
⑤ 성분채혈혈소판

해설 **제2조(정의)** 9. "헌혈환급예치금"이란 제14조제5항에 따라 수혈비용을 보상하거나 헌혈사업에 사용할 목적으로 혈액원이 보건복지부장관에게 예치하는 금액을 말한다.

**10.** 「혈액관리법」상 수혈한 혈액제제로 인하여 발생한 부작용의 정의는?

① 부적격혈액
② 특정수혈부작용
③ 채혈금지대상자
④ 채혈부작용
⑤ 헌혈환급예치금

해설 **제2조(정의)** 7. "특정수혈부작용"이란 수혈한 혈액제제로 인하여 발생한 부작용으로서 보건복지부령으로 정하는 것을 말한다.

**11.** 「혈액관리법」상 혈액관리업무의 내용이 아닌 것은?

① 검사
② 채혈
③ 제조
④ 공급
⑤ 판매

해설 **제2조(정의)** 2. "혈액관리업무"란 수혈(輸血)이나 혈액제제(血液製劑)의 제조에 필요한 혈액을 채혈 · 검사 · 제조 · 보존 · 공급 또는 품질관리하는 업무를 말한다.

**12.** 「혈액관리법」상 채혈한 후에 헌혈자에게 나타날 수 있는 혈관미주신경반응 또는 피하출혈 등 미리 예기치 못할 때 나타나는 부작용은?

① 헌혈환부 부작용
② 채혈부작용
③ 특정수혈부작용
④ 혈액제제 부작용
⑤ 부적격혈액 부작용

해설 **제2조(정의)** 11. "채혈부작용"이란 채혈한 후에 헌혈자에게 나타날 수 있는 혈관미주신경반응 또는 피하출혈 등 미리 예상하지 못한 부작용을 말한다.

**13.** 「혈액관리법」상 수혈한 혈액제제로 인하여 발생한 부작용은?

① 채혈 부작용
② 헌혈환부 부작용
③ 특정수혈 부작용
④ 부적격혈액 부작용
⑤ 혈액제제 부작용

해설 **제2조(정의)** 7. "특정수혈부작용"이란 수혈한 혈액제제로 인하여 발생한 부작용으로서 보건복지부령으로 정하는 것을 말한다.

정답

09. ④ 10. ② 11. ⑤
12. ② 13. ③

**14.** 「혈액관리법」상 부적격혈액의 범위에 해당되지 않은 것은?

① 채혈과정에서 응고 또는 오염된 혈액 및 혈액제제
② 보존기간이 경과한 혈액 및 혈액제제
③ 혈액관리자로부터 관리된 혈액 및 혈액제제
④ 혈액용기의 밀봉 또는 표지가 파손된 혈액 및 혈액제제
⑤ 심한 혼탁을 보이거나 변색 또는 용혈된 혈액 및 혈액제제

해설 **시행규칙 [별표 1] 부적격혈액의 범위 및 혈액 · 혈액제제의 적격여부 판정기준(제2조 관련)**

1. 채혈과정에서 응고 또는 오염된 혈액 및 혈액제제
2. 간기능검사(ALT검사, 수혈용으로 사용되는 혈액만 해당한다) :101 IU/L 이상
3. 제7조에 따른 채혈금지대상자 기준 중 감염병 요인, 약물 요인 및 선별검사결과 부적격 요인에 해당하는 자로부터 채혈된 혈액 및 혈액제제
4. 심한 혼탁을 보이거나 변색 또는 용혈된 혈액 및 혈액제제
5. 혈액용기의 밀봉 또는 표지가 파손된 혈액 및 혈액제제
6. 제12조제2호 가목에 따른 보존기간이 경과한 혈액 및 혈액제제
7. 그 밖에 안전성 등의 이유로 부적격 요인에 해당한다고 보건복지부장관이 정하는 혈액 및 혈액제제

**15.** 「혈액관리법」상 혈액선별검사에서 부적격 기준 검사항목이 아닌 것은?

① 매독검사　② 에이(A)형간염 검사
③ 비(B)형간염 검사　④ 간기능검사인 ALT 검사
⑤ 사람T세포림프친화바이러스 검사(HTLV)

해설 **혈액관리법 시행규칙 [별표 1] 부적격혈액의 범위 및 혈액 · 혈액제제의 적격여부 판정기준(제2조 관련)** ② 에이(A)형간염 검사는 적격여부 판정기준 검사항목이 아니다.

**16.** 「혈액관리법」상 혈액선별검사에서 부적격 기준이 아닌 것은?

① 시(C)형간염검사－양성　② 비(B)형간염검사－양성
③ 매독검사－양성　④ 간기능검사(ALT 검사)－101 IU/L 이하
⑤ 사람T세포림프친화바이러스 검사－양성

해설 **혈액관리법 시행규칙 [별표 1] 부적격혈액의 범위 및 혈액 · 혈액제제의 적격여부 판정기준(제2조 관련)** ⑤ 간기능검사(ALT 검사)－101 IU/L 이하는 적격기준이다.

**17.** 「혈액관리법」상 혈액 · 혈액제제의 적격여부 판정기준 검사가 아닌 것은?

① 비(B)형간염검사　② 시(C)형간염검사
③ 간암표지자　④ 후천성면역결핍증검사
⑤ 사람T세포림프친화바이러스(HTLV)

해설 **혈액관리법 시행규칙 [별표 1] 부적격혈액의 범위 및 혈액 · 혈액제제의 적격여부 판정기준(제2조 관련)** ③ 간암표지자는 혈액 · 혈액제제의 적격여부 판정기준이 아니다.

정답

14. ③　15. ②　16. ④
17. ③

**18.** 「혈액관리법」상 혈액관리법상 채혈금지대상자는?

① 44Kg 여자
② 체온 37.5℃ 이하
③ 맥박 분당 100회 미만
④ 이완기혈압 90mmHg(수은주압) 미만
⑤ 수축기혈압 170밀리미터(수은주압)

해설 **시행규칙 [별표 1의2] 채혈금지대상자(제2조의2 및 제7조 관련)** 1. 건강진단관련 요인
가. 체중이 남자는 50킬로그램 미만, 여자는 45킬로그램 미만인 자
나. 체온이 섭씨 37.5도를 초과하는 자
다. 수축기혈압이 90밀리미터(수은주압) 미만 또는 180밀리미터(수은주압)이상인 자
라. 이완기혈압이 100밀리미터(수은주압) 이상인 자
마. 맥박이 1분에 50회 미만 또는 100회를 초과하는 자

**19.** 「혈액관리법」상 혈액제제의 종류가 아닌 것은?

① 세척적혈구
② 농축백혈구
③ 동결혈장
④ 동결 백혈구
⑤ 성분채혈적혈구

해설 **시행규칙 [별표 2의2] 혈액제제의 보존기준(제12조 관련)** ④ 동결 백혈구는 혈액제제가 아님

**20.** 「혈액관리법」상 채혈 시 또는 채혈 후에 이상이 발견된 혈액 또는 혈액 제제는?

① 채혈부작용
② 부적격혈액
③ 채혈금지대상자
④ 특정수혈부작용
⑤ 헌혈부작용

해설 **제2조(정의)** 5. "부적격혈액"이란 채혈 시 또는 채혈 후에 이상이 발견된 혈액 또는 혈액제제로서 보건복지부령으로 정하는 혈액 또는 혈액제제를 말한다.

**21.** 「혈액관리법」상 채혈금지대상자란 감염병 환자, 약물복용 환자 등 건강기준에 미달하는 사람으로서 헌혈을 하기에 부적합하다고 ( )으로 정하는 사람을 말한다. ( )에 맞는 것은?

① 대한적십자법령
② 의료법령
③ 대통령령
④ 보건복지부령
⑤ 의료기사법령

해설 **제2조(정의)** 6. "채혈금지대상자"란 감염병 환자, 약물복용 환자 등 건강기준에 미달하는 사람으로서 헌혈을 하기에 부적합하다고 보건복지부령으로 정하는 사람을 말한다.

정답

18. ① 19. ④ 20. ②
21. ④

**22.** 「혈액관리법」상 채혈한 후에 헌혈자에게 나타날 수 있는 혈관미주신경 반응 또는 피하출혈 등 미리 예상하지 못한 부작용은?

① 부적격혈액 ② 헌혈부작용
③ 특정수혈부작용 ④ 채혈금지대상자
⑤ 채혈부작용

해설 **제2조(정의)** 11. "채혈부작용"이란 채혈한 후에 헌혈자에게 나타날 수 있는 혈관미주신경반응 또는 피하출혈 등 미리 예상하지 못한 부작용을 말한다.

**23.** 「혈액관리법」상 부적격혈액, 채혈금지대상자, 특정수혈 부작용의 기준은 무엇으로 정하는가?

① 대통령령 ② 국무총리령
③ 보건복지부령 ④ 시행령
⑤ 지방자치 조례

해설 **제2조(정의)** 7. "특정수혈부작용"이란 수혈한 혈액제제로 인하여 발생한 부작용으로서 보건복지부령으로 정하는 것을 말한다.

**24.** 「혈액관리법」상 수혈이나 혈액제제의 제조에 필요한 혈액을 채혈, 검사, 제조, 보존, 공급 또는 품질관리의 업무의 정의는?

① 헌혈자 ② 혈액원
③ 채혈업무 ④ 혈액제제업무
⑤ 혈액관리업무

해설 **제2조(정의)** 2. "혈액관리업무"란 수혈(輸血)이나 혈액제제의 제조에 필요한 혈액을 채혈 · 검사 · 제조 · 보존 · 공급 또는 품질관리하는 업무를 말한다.

**25.** 「혈액관리법」상 특정수혈부작용이 아닌 것은?

① 사망
② 외래치료를 요하는 부작용
③ 장애인복지법 규정에 의한 장애
④ 바이러스 등에 의하여 감염되는 질병
⑤ 의료기관의 장이 부작용과 유사하다고 판단하는 부작용

해설 **시행규칙 제3조(특정수혈부작용)**
1. 사망
2. 장애(「장애인복지법」 제2조의 규정에 의한 장애를 말한다)
3. 입원치료를 요하는 부작용
4. 바이러스등에 의하여 감염되는 질병
5. 의료기관의 장이 제1호 내지 제4호의 규정에 의한 부작용과 유사하다고 판단하는 부작용

정답

22. ⑤ 23. ③ 24. ⑤
25. ②

**26.** 「혈액관리법」상 혈액관리업무를 할 수 없는 자는?

① 의원 ② 보건소 ③ 종합병원
④ 대한적십자사 ⑤ 혈액제제 제조업자

해설 **제6조(혈액관리업무)** ① 혈액관리업무는 다음 각 호의 어느 하나에 해당하는 자만이 할 수 있다. 다만, 제3호에 해당하는 자는 혈액관리업무 중 채혈을 할 수 없다.

1. 「의료법」에 따른 의료기관
2. 「대한적십자사 조직법」에 따른 대한적십자사
3. 보건복지부령으로 정하는 혈액제제 제조업자

③ 제1항제1호 또는 제2호에 해당하는 자로서 혈액원을 개설하려는 자는 보건복지부령으로 정하는 바에 따라 보건복지부장관의 허가를 받아야 한다. 허가받은 사항 중 보건복지부령으로 정하는 중요한 사항을 변경하려는 경우에도 또한 같다.

**27.** 「혈액관리법」상 혈액관리업무 중 채혈을 할 수 없는 자는?

① 의원 ② 종합병원 ③ 혈액제제 제조업자
④ 대한적십자사 ⑤ 치과병원

해설 **제6조(혈액관리업무)** ① 혈액관리업무는 다음 각 호의 어느 하나에 해당하는 자만이 할 수 있다. 다만, 제3호에 해당하는 자는 혈액관리업무 중 채혈을 할 수 없다.
1. 의료기관 2. 대한적십자사 3. 혈액제제 제조업자

**28.** 「혈액관리법」상 혈액관리업무 설명 중 옳지 않은 것은?

① 약사법에 따라 의약품 제조업의 허가를 받아야 한다.
② 보건복지부령으로 정하는 혈액제제 제조업자도 할 수 있다
③ 보건복지부령으로 정하는 기준에 적합한 시설 · 장비를 갖추어야 한다.
④ 혈액원을 개설하려는 자는 보건복지부장관의 허가를 받아야 한다.
⑤ 혈액관리업무를 하려는 자는 「혈액관리법」 에 따라 의약품 제조업의 허가를 받아야 한다.

해설 **제6조(혈액관리업무)** ④ 혈액관리업무를 하려는 자는 「약사법」 제31조에 따라 의약품 제조업의 허가를 받아야 하며, 품목별로 품목허가를 받거나 품목신고를 하여야 한다.

**29.** 「혈액관리법」상 혈액원의 개설허가를 받은 자가 혈액원의 명칭, 혈액원의 소재지, 혈액제제의 제조 품목 등의 변경허가를 받고자 할 때 누구의 허가를 받는가?

① 대한적십자사 회장 ② 질병관리청장
③ 보건복지부장관 ④ 중앙혈액원장
⑤ 보건소장 및 시 · 도지사

해설 **시행규칙 제5조의3(혈액원의 개설허가 및 변경허가)** ⑤ 혈액원의 개설허가를 받은 자가 제4항 각 호의 어느 하나에 해당하는 사항을 변경하기 위하여 변경허가를 받고자 하는 때에는 별지 제1호서식에 따른 신청서에 혈액원개설허가증과 변경내용을 증명하는 서류를 첨부하여 보건복지부장관에게 제출하여야 한다.

정답

26. ② 27. ③ 28. ⑤
29. ③

**30.** 「혈액관리법」상 혈액관리업무를 하고자 하는 자는 누구에게 허가를 받아야 하는가?

① 대통령 ② 보건복지부장관
③ 시 · 도지사 ④ 혈액원장
⑤ 대한적십자사 회장

해설 **제6조의2(혈액관리업무의 금지 등)** ① 제6조제3항에 따라 보건복지부장관의 허가를 받지 아니한 자는 혈액관리업무를 하지 못한다.

**31.** 「혈액관리법」상 혈액원에서 혈액의 검사 · 제조 · 보존 등의 혈액제제 제조업무를 관리하는 자는?

① 의사 ② 임상병리사
③ 혈액공급과장 ④ 혈액원장
⑤ 대한적십자사

해설 **제6조의3(혈액제제 제조관리자 등)** ① 혈액원에는 1명 이상의 의사를 두고 혈액의 검사 · 제조 · 보존 등 혈액제제 제조업무를 관리하게 하여야 한다.

**32.** 「혈액관리법」상 혈액제제 제조관리자의 준수사항으로 옳지 않은 것은?

① 혈액제제 제조과정에 대한 시험검사를 실시하여야 한다.
② 혈액원장은 제조관리자의 관리업무를 방해하여서는 아니 된다.
③ 혈액제제 제조업무에 종사하는 자에게 연 2회 이상 교육을 실시하여야 한다.
④ 혈액제제 제조업무가 업무지침서에 맞게 수행되는지 여부를 월 1회 이상 점검하여야 한다.
⑤ 혈액원에는 1명 이상의 의사를 두고 혈액의 검사등 혈액제제 제조업무를 관리하여야 한다.

해설 **시행규칙 제5조의4(제조관리자의 준수사항)** 3. 혈액제제 제조업무가 업무지침서에 맞게 수행되는지 여부를 연 1회 이상 점검하고 그 내용을 기록할 것

**33.** 「혈액관리법」상 혈액원의 개설자는 폐업 또는 휴업의 신고를 할 때에는 기록 · 보존하고 있는 혈액관리업무기록 등을 누구에게 이관하는가?

① 대한적십자사 회장 ② 혈액원장
③ 보건복지부장관 ④ 보건소장
⑤ 질병관리청장

해설 **제6조의4(혈액원의 휴업 등의 신고)** ② 혈액원의 개설자는 제1항에 따라 폐업 또는 휴업의 신고를 할 때에는 제12조 또는 제12조의2에 따라 기록 · 보존하고 있는 혈액관리업무기록 등을 대한적십자사 회장에게 이관(移管)하여야 한다

정답

30. ② 31. ① 32. ④
33. ①

**34.** 「혈액관리법」상 제조관리자의 준수사항 중 혈액제제 제조업무에 종사하는 자에 대한 교육계획을 수립하고 연 몇 회 이상 교육을 실시하여야 하는가?

① 1회 ② 2회 ③ 3회
④ 4회 ⑤ 5회

해설 **시행규칙 제5조의4(제조관리자의 준수사항)** 법 제6조의3제2항의 규정에 의하여 혈액원의 제조관리자가 준수하여야 하는 사항은 다음 각호와 같다.

1. 보건위생상 위해가 없도록 혈액의 검사 · 혈액제제의 제조 · 보존 등 혈액제제의 제조업무에 필요한 시설 및 장비를 위생적으로 관리할 것
2. 혈액제제 제조업무에 종사하는 자에 대한 교육계획을 수립하고 연 2회 이상 교육을 실시할 것
3. 혈액제제 제조업무가 업무지침서에 맞게 수행되는지 여부를 연 1회 이상 점검하고 그 내용을 기록할 것
4. 혈액제제 제조과정에 대한 시험검사를 실시할 것

**35.** 「혈액관리법」상 혈액원을 폐업 또는 휴업하는 자가 대한적십자사 회장에게 이관하여야 하는 서류가 아닌 것은?

① 헌혈기록카드
② 사용한 헌혈증서
③ 부적격혈액처리현황
④ 헌혈자 혈액정보 통보기록
⑤ 헌혈경력 및 검사결과 조회서

해설 **시행규칙 제5조의5(혈액원의 휴업 등의 신고 등)** ② 법 제6조의4제2항 본문에 따라 혈액원을 폐업 또는 휴업하는 자가 대한적십자사 회장에게 이관해야 하는 서류는 다음 각 호와 같다.

1. 제14조제1항 각 호의 서류(헌혈경력 및 검사결과 조회서, 부적격혈액처리현황, 헌혈자 혈액정보 통보기록, 특정수혈부작용발생신고기록)
2. 사용하지 않은 헌혈증서
3. 헌혈환급예치금 납부 관련 서류

**36.** 「혈액관리법」상 혈액원의 개설자가 휴업 · 폐업 또는 재개업하고자 하는 때에 혈액원 휴 · 폐업 및 재개업신고서를 누구에게 제출하는가?

① 대통령 ② 시 · 도지사
③ 보건복지부장관 ④ 시장 · 군수 · 구청장
⑤ 대한적십자사 회장

해설 **시행규칙 제5조의5(혈액원의 휴업 등의 신고 등)** ① 혈액원의 개설자가 법 제6조의4제1항에 따라 휴업 · 폐업 또는 재개업하고자 하는 때에는 별지 제1호의5서식에 따른 혈액원 휴 · 폐업 및 재개업신고서를 보건복지부장관에게 제출해야 한다. 이 경우 휴업 또는 폐업신고시에는 혈액원개설허가증을 첨부해야 한다.

정답

34. ② 35. ② 36. ③

**37.** 「혈액관리법」상 혈액제제의 안전성을 확보하기 위하여 필요하다고 인정하는 때에는 관계 중앙행정기관의 장 또는 공공기관의 장으로 하여금 감염병환자 또는 약물복용환자 등의 관련 정보를 요청할 수 있는 자는?

① 보건소장 ② 시 · 도지사 ③ 보건복지부장관
④ 시장 · 군수 · 구청장 ⑤ 대한적십자사 회장

해설 **제7조(헌혈자의 신원 확인 및 건강진단 등)** ④ 보건복지부장관은 혈액제제의 안전성을 확보하기 위하여 필요하다고 인정할 때에는 관계 중앙행정기관의 장 또는 공공기관의 장으로 하여금 감염병 환자 또는 약물복용 환자 등의 관련 정보를 혈액원 등에 제공하도록 요청할 수 있다. 이 경우 관계 중앙행정기관의 장 또는 공공기관의 장은 정당한 사유가 없으면 그 요청에 따라야 한다.

**38.** 「혈액관리법」상 혈액원 등이 과거의 헌혈경력 및 혈액검사결과와 채혈금지대상자인 감염병환자 및 약물복용환자 등의 조회 시 제공받을 수 있는 정보의 범위로 옳지 않은 것은?

① 진단일 ② 진단명
③ 처방일 ④ 진단의사 면허번호
⑤ 약물복용환자 등의 주민등록번호 등 인적 사항

해설 **시행규칙 제6조(헌혈자의 건강진단 등)** ⑥ 법 제7조제6항에 따른 혈액원 등이 제공받을 수 있는 정보의 범위는 다음 각 호와 같다.
1. 감염병환자 및 약물복용환자 등의 주민등록번호 등 인적 사항
2. 진단명 또는 처방약물명
3. 진단일 또는 처방일

**39.** 「혈액관리법」상 혈액원이 헌혈자에게 채혈하기 전 건강진단 항목에 포함되지 않은 것은?

① 체중 측정 ② 혈압 측정 ③ 신장(키) 검사
④ 문진, 시진 및 촉진 ⑤ 체온 및 맥박 측정

해설 **시행규칙 제6조(헌혈자의 건강진단 등)** ② 제1항에 따른 신원확인 후에 혈액원은 헌혈자에 대하여 채혈을 실시하기 전에 다음 각 호에 해당하는 건강진단을 실시하여야 한다.
1. 과거의 헌혈경력 및 혈액검사결과와 채혈금지대상자 여부의 조회
2. 문진 · 시진 및 촉진
3. 체온 및 맥박 측정
4. 체중 측정
5. 혈압 측정
6. 빈혈검사

**40.** 「혈액관리법」상 혈액원은 과거의 헌혈경력 및 혈액검사 결과와 채혈금지대상자 여부의 조회를 하려는 때에는 신청서를 누구에게 제출하는가?

① 보건복지부장관 ② 혈액원장 ③ 대한적십자사 회장
④ 질병관리청장 ⑤ 보건소장

해설 **시행규칙 제6조(헌혈자의 건강진단 등)** ③ 혈액원은 제2항제1호에 따른 조회를 하려는 때에는 별지 제1호의7서식의 신청서(전자문서를 포함한다)를 대한적십자사 회장에게 제출해야 한다.

정답

37. ③ 38. ④ 39. ③
40. ③

**41.** 「혈액관리법」상 혈액원은 채혈을 실시하기 전에 헌혈자에 대하여 신원 확인 후 건강진단을 하여야 한다. 이때 건강진단 종목에 포함하지 않는 것은?

① 혈압측정 ② 혈액형 판정 ③ 체중 측정
④ 체온 측정 ⑤ 과거 헌혈경력 조회

해설 **시행규칙 제6조(헌혈자의 건강진단 등)** ② 제1항에 따른 신원확인 후에 혈액원은 헌혈자에 대하여 채혈을 실시하기 전에 다음 각 호에 해당하는 건강진단을 실시하여야 한다.
1. 과거의 헌혈경력 및 혈액검사결과와 채혈금지대상자 여부의 조회
2. 문진 · 시진 및 촉진
3. 체온 및 맥박 측정
4. 체중 측정
5. 혈압 측정
6. 빈혈검사

**42.** 「혈액관리법」상 헌혈자의 신원 확인 후 채혈을 실시하기 전에 시행해야 하는 검사는?

① 매독검사 ② 빈혈검사 ③ 약물검사
④ 간기능검사 ⑤ B형 간염검사

해설 **시행규칙 제6조(헌혈자의 건강진단 등)** ② 제1항에 따른 신원확인 후에 혈액원은 헌혈자에 대하여 채혈을 실시하기 전에 다음 각 호에 해당하는 건강진단을 실시하여야 한다.
6. 다음 각 목의 어느 하나에 따른 빈혈검사
가. 황산구리법에 따른 혈액비중검사
나. 혈색소검사
다. 적혈구용적률검사

**43.** 「혈액관리법」상 채혈을 실시하기 전 헌혈자의 건강진단 검사가 아닌 것은?

① 혈압 측정 ② 백혈구검사 ③ 혈색소검사
④ 혈액비중검사 ⑤ 적혈구용적률검사

해설 **시행규칙 제6조(헌혈자의 건강진단 등)** ② 제1항에 따른 신원확인 후에 혈액원은 헌혈자에 대하여 채혈을 실시하기 전에 다음 각 호에 해당하는 건강진단을 실시하여야 한다.
5. 혈압 측정
6. 다음 각 목의 어느 하나에 따른 빈혈검사
가. 황산구리법에 따른 혈액비중검사
나. 혈색소검사
다. 적혈구용적률검사

**44.** 「혈액관리법」상 다음 중 채혈금지 대상자는?

① 임신 중인 자 ② 구강체온이 37.3℃
③ 맥박이 1분간 70회인 자 ④ 체중 48kg 여자
⑤ 이완기혈압이 100밀리미터(수은주압) 이하인 자

해설 **시행규칙 [별표 1의2] 채혈금지대상자(제2조의2 및 제7조 관련)** 1. 건강진단관련 요인
가. 체중이 남자는 50킬로그램 미만, 여자는 45킬로그램 미만인 자
나. 체온이 섭씨 37.5도를 초과하는 자
다. 수축기혈압이 90밀리미터(수은주압) 미만 또는 180밀리미터(수은주압) 이상인 자
라. 이완기혈압이 100밀리미터(수은주압) 이상인 자
마. 맥박이 1분에 50회 미만 또는 100회를 초과하는 자

정답

41. ② 42. ② 43. ② 44. ①

**45.** 「혈액관리법」상 혈액 및 혈액제제의 적격 여부를 검사하고 그 결과를 확인하는 기관은?

① 보건소 ② 혈액원 ③ 종합병원
④ 대한적십자사 ⑤ 혈액제제 제조관리소

해설 **제8조(혈액 등의 안전성 확보)** ① 혈액원은 다음 각 호의 방법으로 혈액 및 혈액제제의 적격 여부를 검사하고 그 결과를 확인하여야 한다.

**46.** 「혈액관리법」상 혈액원은 헌혈자에 대한 혈액정보를 채혈일부터 3일 이내에 대한적십자사회장에게 통보하여야 하는 내용이 아닌 것은?

① 혈액검사 결과
② 헌혈자의 인적사항
③ 혈액 및 혈액제제 종류
④ 헌혈일자 및 헌혈증서번호
⑤ 혈액제제의 공급일자 및 공급처

해설 **시행규칙 제11조의4(헌혈자의 혈액정보 통보)** ① 혈액원은 법 제8조제6항에 따라 헌혈자에 대한 다음 각 호의 혈액정보를 채혈일부터 3일 이내에 별지 제4호의4서식의 통보서(전자문서를 포함한다)에 기재하여 대한적십자사 회장에게 통보해야 한다.
1. 헌혈자의 인적사항
2. 혈액 및 혈액제제 종류
3. 헌혈일자 및 헌혈증서번호
4. 혈액검사 결과

**47.** 「혈액관리법」상 헌혈자로부터 채혈한 수혈용 혈액의 적격 여부 검사항목이 아닌 것은?

① 매독검사 ② 간암표지자검사
③ 비(B)형간염검사 ④ 시(C)형간염검사
⑤ 후천성면역결핍증검사

해설 **시행규칙 [별표 1] 부적격혈액의 범위 및 혈액 · 혈액제제의 적격여부 판정기준(제2조 관련)** 간암표지자검사는 혈액 · 혈액제제의 적격여부 판정기준 검사 항목이 아니다.

**48.** 「혈액관리법」상 혈액의 안전성확보를 위하여 헌혈자 및 혈액검사에 대한 정보를 유지 · 관리해야 하는 자는?

① 대한적십자사 회장 ② 보건복지부장관
③ 시 · 도지사 ④ 혈액원장
⑤ 행정안전부장관

해설 **제8조(혈액 등의 안전성 확보)** ⑦ 보건복지부장관은 제6항에 따라 보고받은 헌혈자 및 그의 혈액검사에 관한 정보를 적절히 유지 · 관리하여야 한다.

정답

45. ② 46. ⑤ 47. ②
48. ②

**49.** 「혈액관리법」상 혈액등의 안전성 확보 차원에서 혈액 및 혈액제제의 적격 여부에 관한 판정기준은?

① 보건복지부령 ② 대통령령
③ 혈액관리법 ④ 대한적십자사 규칙
⑤ 지방자치단체 조례

해설 **제8조(혈액 등의 안전성 확보)** ③ 제1항에 따른 혈액 및 혈액제제의 적격 여부에 관한 판정기준은 보건복지부령으로 정한다.

**50.** 「혈액관리법」상 정한 부적격혈액의 범위에 포함되지 않는 것은?

① 혈액용기의 표지가 파손된 혈액
② 비(B)형간염 검사에서 양성일 때
③ 시(C)형간염 검사에서 양성일 때
④ 간기능검사(ALT)에서 101 IU/L 미만일 때
⑤ 심한 혼탁을 보이거나 변색 또는 용혈된 혈액

해설 **시행규칙 [별표 1] 부적격혈액의 범위 및 혈액 · 혈액제제의 적격여부 판정기준(제2조 관련)**

1. 채혈과정에서 응고 또는 오염된 혈액 및 혈액제제
2. 간기능검사(ALT검사, 수혈용으로 사용되는 혈액만 해당한다) :101 IU/L 이상
3. 제7조에 따른 채혈금지대상자 기준 중 감염병 요인, 약물 요인 및 선별검사결과 부적격 요인에 해당하는 자로부터 채혈된 혈액 및 혈액제제
4. 심한 혼탁을 보이거나 변색 또는 용혈된 혈액 및 혈액제제
5. 혈액용기의 밀봉 또는 표지가 파손된 혈액 및 혈액제제
6. 제12조제2호 가목에 따른 보존기간이 경과한 혈액 및 혈액제제
7. 그 밖에 안전성 등의 이유로 부적격 요인에 해당한다고 보건복지부장관이 정하는 혈액 및 혈액제제

**51.** 「혈액관리법」상 혈액원은 헌혈자로부터 혈액을 채혈하였다. 혈액의 적격여부 검사 실시 시기는?

① 지체 없이 ② 채혈일부터 2일 이내
③ 채혈일부터 3일 이내 ④ 채혈 후 야간시간
⑤ 시간제약 관련 없음

해설 **시행규칙 제8조(혈액의 적격여부 검사등)** ① 혈액원은 법 제8조제1항에 따라 헌혈자로부터 혈액을 채혈한 때에는 지체 없이 그 혈액에 대한 간기능검사(ALT검사, 수혈용으로 사용되는 혈액만 해당한다), 비(B)형간염검사, 시(C)형간염검사, 매독검사, 후천성면역결핍증검사, 사람T세포림프친화바이러스(HTLV) 검사(혈장성분은 제외한다)

**52.** 「혈액관리법」상 혈액의 적격여부 검사를 실시하는 자는?

① 의사 ② 임상병리사 ③ 수의사
④ 간호사 ⑤ 약사

해설 **시행규칙 제8조(혈액의 적격여부 검사등)** ③ 제1항에 따른 검사는 의사의 지도하에 「의료기사 등에 관한 법률」 제2조에 따른 임상병리사에 의하여 실시되어야 한다.

정답

49. ① 50. ④ 51. ①
52. ②

**53.** 「혈액관리법」상 혈액원은 헌혈자의 혈액정보를 채혈일부터 며칠 이내에 대한적십자사 회장에게 통보하여야 하는가?

① 1일 ② 2일 ③ 3일
④ 4일 ⑤ 1주

해설 **시행규칙 제11조의4(헌혈자의 혈액정보 통보)** ① 혈액원은 법 제8조제6항에 따라 헌혈자에 대한 다음 각 호의 혈액정보를 채혈일부터 3일 이내에 별지 제4호의4서식의 통보서(전자문서를 포함한다)에 기재하여 대한적십자사 회장에게 통보해야 한다.

**54.** 「혈액관리법」상혈액원은 헌혈자로부터 혈액을 채혈할 시 지체 없이 실시하여야 하는 검사가 아닌 것은?

① 간가능검사(ATL검사) ② 비(B)형간염검사 ③ 에이(A)형간염검사
④ 매독검사 ⑤ 후천성면역결핍증검사

해설 **시행규칙 제8조(혈액의 적격여부 검사등)** ① 혈액원은 법 제8조제1항에 따라 헌혈자로부터 혈액을 채혈한 때에는 지체 없이 그 혈액에 대한 간기능검사(ALT검사, 수혈용으로 사용되는 혈액만 해당한다), 비(B)형간염검사, 시(C)형간염검사, 매독검사, 후천성면역결핍증검사, 사람T세포림프친화바이러스(HTLV) 검사(혈장성분은 제외한다)

**55.** 「혈액관리법」상 혈액원은 혈액정보를 통보한 혈액을 공급하거나 폐기한 때에는 공급일 또는 폐기일부터 며칠 이내에 대한적십자사 회장에게 통보하여야 하는가?

① 7일 ② 14일 ③ 21일
④ 30일 ⑤ 35일

해설 **시행규칙 제11조의4(헌혈자의 혈액정보 통보)** ② 혈액원은 제1항에 따라 혈액정보를 통보한 혈액을 공급하거나 폐기한 때에는 별지 제4호의4서식의 통보서(전자문서를 포함한다)에 다음 각 호의 어느 하나에 해당하는 사항을 기재하여 공급일 또는 폐기일부터 7일 이내에 대한적십자사 회장에게 통보해야 한다.

**56.** 「혈액관리법」상 수혈 부적격 혈액 또는 혈액제제는?

① B형간염검사 음성 ② C형간염검사 음성
③ HIV 핵산증폭검사 음성 ④ 용혈된 혈액 및 혈액제제
⑤ 간기능검사 (ALT) 101 IU/L 미만

해설 **시행규칙 [별표 1] 부적격혈액의 범위 및 혈액 · 혈액제제의 적격여부 판정기준(제2조 관련)**

1. 채혈과정에서 응고 또는 오염된 혈액 및 혈액제제
2. 간기능검사(ALT검사, 수혈용으로 사용되는 혈액만 해당한다) :101 IU/L 이상
3. 제7조에 따른 채혈금지대상자 기준 중 감염병 요인, 약물 요인 및 선별검사결과 부적격 요인에 해당하는 자로부터 채혈된 혈액 및 혈액제제
4. 심한 혼탁을 보이거나 변색 또는 용혈된 혈액 및 혈액제제
5. 혈액용기의 밀봉 또는 표지가 파손된 혈액 및 혈액제제
6. 제12조제2호 가목에 따른 보존기간이 경과한 혈액 및 혈액제제

정답

53. ③ 54. ③ 55. ①
56. ④ 57. ④

**57.** 「혈액관리법」상 혈액의 적격여부 검사에서 헌혈자에게 통보할 검사내용이 아닌 것은?

① 간가능검사(ATL검사)
② 비(B)형간염검사
③ 시(C)형간염검사
④ 후천성면역결핍증검사
⑤ 사람T세포림프친화바이러스 검사(HTLV)

해설 **시행규칙 제8조(혈액의 적격여부 검사등)** ④ 혈액원은 제1항에 따른 검사 결과(후천성면역결핍증 검사결과를 제외한다)를 헌혈자에게 통보하여야 한다.

**58.** 「혈액관리법」상 혈액의 적격여부 검사 설명 중 옳지 않은 것은?

① 혈액원은 헌혈자로부터 혈액을 채혈한 때에는 지체 없이 그 혈액에 대한 보건복지부장관이 정하는 검사를 실시한다.
② 혈액원은 혈액 및 혈액제제의 적격 여부를 확인하여야 한다.
③ 검사는 의사의 지도하에 임상병리사에 의하여 실시되어야 한다.
④ 혈액선별검사 중 B형간염바이러스(HBV) · C형간염바이러스(HCV) · 사람면역결핍바이러스(HIV) 핵산증폭검사 및 사람T세포림프친화바이러스 검사를 하는 경우에는 그 결과를 수혈 전에 확인할 수 있다.
⑤ 혈액원은 혈액에 대한 검사결과를 헌혈자에게 통보하여야 한다.

해설 **시행규칙 제8조(혈액의 적격여부 검사등)** ① 다만, 다음 각 호의 어느 하나에 해당하는 경우로서 별표 1 제2호에 따른 혈액선별검사 중 B형간염바이러스(HBV) · C형간염바이러스(HCV) · 사람면역결핍바이러스(HIV) 핵산증폭검사 및 사람T세포림프친화바이러스(HTLV) 검사를 하는 경우에는 그 결과를 수혈 후에 확인할 수 있다.

**59.** 「혈액관리법」상 혈액등의 안정성 확보를 위하여 혈액 및 혈액제제의 적정 여부를 검사하는 곳은?

① 대학병원검사실
② 질병관리청
③ 혈액원
④ 대한적십자사
⑤ 검진센터의뢰

해설 **제8조(혈액 등의 안전성 확보)** ① 혈액원은 다음 각 호의 방법으로 혈액 및 혈액제제의 적격 여부를 검사하고 그 결과를 확인하여야 한다.

**60.** 「혈액관리법」상 혈액원은 헌혈자에 대한 혈액정보를 채혈일부터 (    ) 이내에 통보서에 기재하여 (    )에게 통보하여야 한다. (    )은?

① 3일, 혈액원장
② 3일, 대한적십자사 회장
③ 5일, 혈액원장
④ 5일, 대한적십자사 회장
⑤ 7일, 보건복지부장관

해설 **시행규칙 제11조의4(헌혈자의 혈액정보 통보)** ① 혈액원은 법 제8조제6항에 따라 헌혈자에 대한 다음 각 호의 혈액정보를 채혈일부터 3일 이내에 별지 제4호의4서식의 통보서(전자문서를 포함한다)에 기재하여 대한적십자사 회장에게 통보해야 한다.

정답

58. ④ 59. ③ 60. ②

**61.** 「혈액관리법」상 성분 채혈 시 한도 채혈량은?

① 350mL ② 400mL ③ 450m
④ 500mL ⑤ 600mL

해설 **시행규칙 제12조(혈액관리업무) 1. 채혈업무**
다. 1인 1회 채혈량(항응고제 및 검사용 혈액을 제외한다)은 다음 한도의 110퍼센트를 초과하여서는 아니 된다. 다만, 희귀혈액을 채혈하는 경우에는 그러하지 아니하다.
(1) 전혈채혈: 400밀리리터
(2) 성분채혈: 500밀리리터
(3) 2종류 이상의 혈액성분을 동시에 채혈하는 다종성분채혈: 600밀리리터

**62.** 「혈액관리법」상 혈액관리업무에 관한 설명으로 옳지 않은 것은?

① 혈장성분채혈: 섭씨 6도 이하에서 관리할 것
② 전혈채혈: 섭씨 1도 이상 10도 이하에서 관리할 것.
③ 혈소판성분채혈: 섭씨 20도이상 24도 이하에서 관리할 것
④ 전혈채혈의 1인 1회 채혈량 한도는 400밀리리터로, 110퍼센트를 초과하여서는 아니된다.
⑤ 성분채혈의 1인 1회 채혈량 한도는 600밀리리터로, 110퍼센트를 초과하여서는 아니된다.

해설 **시행규칙 제12조(혈액관리업무) 1. 채혈업무**
다. 1인 1회 채혈량(항응고제 및 검사용 혈액을 제외한다)은 다음 한도의 110퍼센트를 초과하 여서는 아니 된다. 다만, 희귀혈액을 채혈하는 경우에는 그러하지 아니하다.
(1) 전혈채혈: 400밀리리터
(2) 성분채혈: 500밀리리터
(3) 2종류 이상의 혈액성분을 동시에 채혈하는 다종성분채혈: 600밀리리터
마. 혈액제제제조를 위하여 채혈된 혈액은 제조하기까지 다음의 방법에 따라 관리하여야 한다.
(1) 전혈채혈: 섭씨 1도이상 10도 이하에서 관리할 것. 다만, 혈소판제조용의 경우에는 섭씨 20도이상 24도이하에서 관리할 것
(2) 혈소판성분채혈: 섭씨 20도이상 24도이하에서 관리할 것
(3) 혈장성분채혈: 섭씨 6도 이하에서 관리할 것

**63.** 「혈액관리법」상 혈액관리업무로 옳지 않은 것은?

① 채혈업무
② 혈액제제의 보존 업무
③ 혈액제제의 공급 업무
④ 혈액제재의 판매 업무
⑤ 품질관리 업무

해설 **시행규칙 제12조(혈액관리업무)** ① 채혈업무 ② 혈액제제의 보존업무 ③ 혈액제제의 공급업무 ④ 품질관리 업무

정답

61. ④ 62. ⑤ 63. ④

**64.** 「혈액관리법」상 혈액원은 혈액제제를 공급한 때에는 혈액제제 운송 및 수령확인서를 몇 년간 보관하여야 하는가?

① 1년 ② 2년 ③ 3년
④ 5년 ⑤ 10년

해설 **시행규칙 제12조(혈액관리업무) 3. 혈액제제의 공급업무**
나. 146혈액원은 혈액제제를 공급한 때에는 별지 제7호서식에 따른 혈액제제 운송 및 수령확인서를 2부 작성하여 1부는 3년간 보관하고 1부는 혈액제제를 수령한 자에게 내주며, 혈액제제를 수령한 자는 해당 확인서를 3년간 보관하여야 한다.

**65.** 「혈액관리법」상 전년도 혈액제제 사용량이 1천단위 이상인 의료기관이 수혈관리위원회를 설치 · 운영해야 할 때 병상은?

① 100개 이상의 병상 ② 150개 이상의 병상
③ 300개 이상의 병상 ④ 500개 이상의 병상
⑤ 1,000개 이상의 병상

해설 **시행규칙 제12조의3(수혈관리위원회 및 수혈관리실의 설치 등)** ① 법 제9조의2제1항에서 "보건복지부령으로 정하는 의료기관"이란 다음 각 호의 구분에 따른 의료기관을 말한다.
1. 법 제9조의2제1항에 따른 수혈관리위원회(이하 "수혈관리위원회"라 한다)를 설치 · 운영해야 하는 의료기관: 다음 각 목의 구분에 따른 의료기관
나. 2021년 7월 1일 이후: 100개 이상의 병상을 갖춘 의료기관으로서 전년도 혈액제제 사용량이 1천단위 이상인 의료기관

**66.** 「혈액관리법」상 수혈관리실을 설치 · 운영해야 하는 100개 이상의 병상을 갖춘 의료기관에서 전년도 혈액제제 사용량의 기준은?

① 1천단위 이상 ② 2천단위 이상 ③ 3천단위 이상
④ 4천단위 이상 ⑤ 5천단위 이상

해설 **시행규칙 제12조의3(수혈관리위원회 및 수혈관리실의 설치 등)** ① 법 제9조의2제1항에서 "보건복지부령으로 정하는 의료기관"이란 다음 각 호의 구분에 따른 의료기관을 말한다.
2.. 법 제9조의2제1항에 따른 수혈관리실(이하 "수혈관리실"이라 한다)을 설치 · 운영해야 하는 의료기관: 다음 각 목의 구분에 따른 의료기관
다. . 2022년 7월 1일 이후: 100개 이상의 병상을 갖춘 의료기관으로서 전년도 혈액제제 사용량이 5천단위 이상인 의료기관

**67.** 「혈액관리법」상 혈액제제제조를 위하여 채혈된 혈액의 제조하기까지의 관리과정 중 혈소판 성분의 관리 온도로 적절한 것은?

① 6℃ 이상에서 관리 ② 6℃ 이하에서 관리
③ 1℃ 이상 10℃ 이하에서 관리 ④ 20℃ 이상 24℃ 이하에서 관리
⑤ 10℃ 이상 24℃ 이하에서 관리

해설 **시행규칙 제12조(혈액관리업무)**
(1) 전혈채혈: 섭씨 1도 이상 10도 이하에서 관리할 것.
(2) 혈소판성분채혈: 섭씨 20도 이상 24도 이하에서 관리할 것
(3) 혈장성분채혈: 섭씨 6도 이하에서 관리할 것

정답

64. ③ 65. ① 66. ⑤
67. ④

**68.** 「혈액관리법」상 혈소판성분채혈의 적정 관리온도는?

① −18℃ 이하 ② 1~6℃
③ 10~18℃ ④ 20~24℃
⑤ 25℃ 이상

해설 **시행규칙 제12조(혈액관리업무)** (2) 혈소판성분채혈: 섭씨 20도 이상 24도 이하에서 관리할 것

**69.** 「혈액관리법」상 혈액제제의 보존온도 설명으로 옳지 **않은** 것은?

① 전혈: 1~6℃
② 세척혈소판: 1~6℃
③ 성분채혈적혈구: 1~6℃
④ 성분채혈혈소판: 20~24℃
⑤ 성분채혈혈장: −18℃ 이하

해설 **시행규칙 [별표 2의2] 혈액제제의 보존기준(제12조 관련)** ② 세척혈소판: 20~24℃, 제조 후 4시간

**70.** 「혈액관리법」상 혈액관리업무로 옳지 않은 것은?

① 혈장성분채혈: 섭씨 10℃ 이하에서 관리하여야 한다.
② 전혈채혈: 섭씨 1℃ 이상 10℃ 이하에서 관리하여야 한다.
③ 1인 1회 전혈채혈은 400밀리미터의 110퍼센트를 초과 하여서는 아니 된다.
④ 1인 1회 성분채혈은 500밀리미터의 110퍼센트를 초과 하여서는 아니 된다.
⑤ 혈액제제제조를 위하여 혈소판성분채혈은 섭씨 20℃ 이상 24℃ 이하에서 관리하여야 한다.

해설 **시행규칙 제12조(혈액관리업무) 1. 채혈업무**
다. 1인 1회 채혈량(항응고제 및 검사용 혈액을 제외한다)은 다음 한도의 110퍼센트를 초과하여서는 아니 된다. 다만, 희귀혈액을 채혈하는 경우에는 그러하지 아니하다.
(1) 전혈채혈: 400밀리리터
(2) 성분채혈: 500밀리리터
(3) 2종류 이상의 혈액성분을 동시에 채혈하는 다종성분채혈: 600밀리리터
라. 채혈은 항응고제가 포함된 혈액백 또는 성분채혈키트를 사용하여 무균적으로 하여야 한다.
마. 혈액제제제조를 위하여 채혈된 혈액은 제조하기까지 다음의 방법에 따라 관리하여야 한다.
(1) 전혈채혈: 섭씨 1도이상 10도이하에서 관리할 것. 다만, 혈소판제조용의 경우에는 섭씨 20도이상 24도이하에서 관리할 것
(2) 혈소판성분채혈: 섭씨 20도 이상 24도 이하에서 관리할 것
(3) 혈장성분채혈: 섭씨 6도 이하에서 관리할 것

정답

68. ④ 69. ② 70. ①

**71.** 「혈액관리법」상 특정수혈부작용에 대한 조치에 관한 내용으로 옳은 것은?

① 의료기관의 장은 특정수혈부작용이 발생한 경우에는 보건복지부장관에게 신고하여야 한다.

② 의료기관의 장은 특정수혈부작용이 발생한 경우에는 질병관리청장에게 신고하여야 한다.

③ 의료기관의 장은 특정수혈 부작용이 발생한 사실을 확인한 날로부터 15일 이내 보건소장을 거쳐 시도지사에게 사실을 신고한다.

④ 시 · 도지사는 매월 말일을 기준으로 특정수혈부작용 발생현황 보고서를 작성하여 다음달 10일까지 질병관리청장에게 제출해야 한다.

⑤ 의료기관의 장은 특정수혈부작용이 발생으로 사망한 경우에는 24시간 이내에 신고해야 한다.

해설 **시행규칙 제13조(특정수혈부작용의 신고 등)** ① 의료기관의 장은 법 제10조제1항에 따라 특정수혈부작용이 발생한 사실을 확인한 날부터 15일 이내에 해당 의료기관 소재지의 보건소장을 거쳐 특별시장 · 광역시장 · 특별자치시장 · 도지사 · 특별자치도지사(이하 "시 · 도지사")에게 특정수혈부작용이 발생한 사실을 별지 제8호서식에 따라 신고해야 한다.

**72.** 「혈액관리법」상 보건복지부장관은 특정수혈부작용의 발생 원인을 파악하기 위하여 실태조사를 하여야 한다. 이에 따른 실태조사에 포함되어야 할 내용으로 옳지 않은 것은?

① 수혈자의 인적사항

② 헌혈자 채혈혈액 검사결과 확인

③ 헌혈혈액 보관검체 검사결과 확인

④ 채혈자의 헌혈기록 및 과거 헌혈혈액 검사결과 조회

⑤ 수혈자 및 헌혈자의 특정수혈부작용 관련 진료내역 및 검사 결과 확인

해설 **시행규칙 제13조(특정수혈부작용의 신고 등)** ③ 법 제10조제3항에 따른 실태조사에는 다음 각 호의 내용이 포함되어야 한다.

1. 수혈자의 인적사항, 수혈기록 및 의무기록 조사
2. 헌혈자의 헌혈기록 및 과거 헌혈혈액 검사결과 조회
3. 수혈자 및 헌혈자의 특정수혈부작용 관련 진료내역 및 검사결과 확인
4. 헌혈혈액 보관검체 검사결과 확인
5. 헌혈자 채혈혈액 검사결과 확인

**73.** 「혈액관리법」상 의료기관의 장은 특정수혈부작용 발생사실을 확인한 날부터 15일 이내에 당해의료기관 소재지의 보건소장을 거쳐 누구에게 신고하여야 하는가?

① 시 · 도지사 ② 보건소장 ③ 보건복지부장관
④ 시장 · 군수 · 구청장 ⑤ 대한적십자사 회장

해설 **시행규칙 제13조(특정수혈부작용의 신고 등)** ① 의료기관의 장은 법 제10조제1항에 따라 특정수혈부작용이 발생한 사실을 확인한 날부터 15일 이내에 해당 의료기관 소재지의 보건소장을 거쳐 특별시장 · 광역시장 · 특별자치시장 · 도지사 · 특별자치도지사(이하 "시 · 도지사")에게 특정수혈부작용이 발생한 사실을 별지 제8호서식에 따라 신고해야 한다.

정답

71. ③ 72. ④ 73. ①

**74.** 「혈액관리법」상 특정수혈부작용에 대한 조치로 옳지 않은 것은?

① 특정수혈부작용과 관련된 의료기관의 장과 혈액원등은 실태조사에 협조하여야 한다.

② 혈액원은 특정수혈부작용 및 채혈부작용에 대한 보상금을 지급할 수 있다.

③ 시 · 도지사는 매월말 기준으로 특정수혈부작용발생현황보고서를 작성하여 다음달 30일까지 보건복지부장관에게 제출하여야 한다.

④ 의료기관의 장은 특정수혈부작용발생 사실을 확인한 날부터 15일 이내에 당해의료기관 소재지의 보건소장을 거쳐 특별시장 · 광역시장 또는 도지사(시 · 도지사)에게 특정수혈부작용발생 사실을 신고하여야 한다.

⑤ 의료기관의 장은 특정수혈부작용으로 사망한 경우에는 지체없이 신고하여야 한다.

해설 **시행규칙 제13조(특정수혈부작용의 신고 등)** ② 시 · 도지사는 매월 말일을 기준으로 별지 제9호서식의 특정수혈부작용 발생현황 보고서를 작성하여 다음 달 10일까지 보건복지부장관에게 제출해야 한다.

**75.** 「혈액관리법」상 특정수혈부작용에 대한 내용으로 옳지 않은 것은?

① 의료기관의 장은 실태조사에 협조해야 한다.

② 의료기관의 장은 시 · 도지사에게 신고해야 한다.

③ 특정수혈부작용이란 사망, 장애 등을 포함한다.

④ 혈액원 또한 실태조사에 협조해야 한다.

⑤ 신고받은 시 · 도지사는 혈액원장에게 실태조사를 하여야 한다.

해설 **제10조(특정수혈부작용에 대한 조치)** ② 시 · 도지사는 제1항에 따른 특정수혈부작용의 발생 신고를 받은 때에는 이를 보건복지부장관에게 통보하여야 한다.
③ 보건복지부장관은 제2항에 따라 특정수혈부작용의 발생 신고를 통보받으면 그 발생 원인의 파악 등을 위한 실태조사를 하여야 한다. 이 경우 특정수혈부작용과 관련된 의료기관의 장과 혈액원등은 실태조사에 협조하여야 한다.

**76.** 「혈액관리법」상 특정수혈부작용으로 인한 환자의 사망을 의료기관장으로부터 신고받은 시 · 도지사가 신고받은 날부터 특정수혈부작용 발생현황 보고서를 작성하여 보건복지부장관에게 제출하여야 하는 기간은?

① 지체 없이
② 7일 이내
③ 15일 이내
④ 다음 달 1일까지
⑤ 다음 달 10일까지

해설 **시행규칙 제13조(특정수혈부작용의 신고 등)** ① 의료기관의 장은 법 제10조제1항에 따라 특정수혈부작용이 발생한 사실을 확인한 날부터 15일 이내에 해당 의료기관 소재지의 보건소장을 거쳐 특별시장 · 광역시장 · 특별자치시장 · 도지사 · 특별자치도지사(이하 "시 · 도지사"라 한다)에게 특정수혈부작용이 발생한 사실을 별지 제8호서식에 따라 신고해야 한다. 다만, 사망의 경우에는 지체 없이 신고해야 한다.

정답

74. ③ 75. ⑤ 76. ①

**77.** 「혈액관리법」상 시 · 도지사는 매월말 기준으로 특정수혈부작용발생현황보고서를 작성하여 다음달 ( )까지 ( )에게 제출하여야 한다. ( )은?

① 3일, 시 · 도지사
② 7일, 시장 · 군수 · 구청장
③ 10일, 보건복지부장관
④ 10일, 보건소장
⑤ 7일, 대한적십자사 회장

해설 **시행규칙 제13조(특정수혈부작용의 신고 등)** ② 시 · 도지사는 매월 말일을 기준으로 별지 제9호서식의 특정수혈부작용 발생현황 보고서를 작성하여 다음 달 10일까지 보건복지부장관에게 제출해야 한다.

**78.** 「혈액관리법」상 특정수혈부작용의 신고 및 조치에 관한 설명 중 옳지 않은 것은?

① 의료기관의장은 특정수혈부작용 발생사실을 확인한 날부터 15일 이내 당해의료기관 소재지의 보건소장을 거쳐 시 · 도지사에게 특정수혈부작용발생사실을 신고하여야 한다.
② 사망의 경우 지체 없이 신고한다.
③ 시 · 도지사는 매월말 기준으로 특정수혈부작용발생현황보고서를 작성하여 다음달 10일까지 보건복지부장관에게 제출하여야 한다.
④ 의료기관의 장은 특정수혈부작용이 발생한 경우에는 그 사실을 보건복지부장관에게 신고하여 야 한다.
⑤ 혈액원장은 특정수혈부작용에 발생한 경우 그 사실을 시 · 도지사에게 신고하여야 한다.

해설 **제10조(특정수혈부작용에 대한 조치)** ① 의료기관의 장은 특정수혈부작용이 발생한 경우에는 보건복지부령으로 정하는 바에 따라 그 사실을 시 · 도지사에게 신고하여야 한다.

**79.** 「혈액관리법」상 특정수혈 부작용 발생신고 시 발생원인을 위한 실태조사 항목에 포함되지 않는 것은?

① 수혈자의 인적사항 및 의무기록조사
② 헌혈자의 헌혈기록
③ 수혈자 및 헌혈자의 특정수혈부작용 진료내역
④ 헌혈혈액 보관검체 검사결과확인
⑤ 혈액의 보관온도

해설 **시행규칙 제13조(특정수혈부작용의 신고 등)** ③ 법 제10조제3항에 따른 실태조사에는 다음 각 호의 내용이 포함되어야 한다.
1. 수혈자의 인적사항, 수혈기록 및 의무기록 조사
2. 헌혈자의 헌혈기록 및 과거 헌혈혈액 검사결과 조회
3. 수혈자 및 헌혈자의 특정수혈부작용 관련 진료내역 및 검사결과 확인
4. 헌혈혈액 보관검체 검사결과 확인
5. 헌혈자 채혈혈액 검사결과 확인

정답

77. ③ 78. ⑤ 79. ⑤

**80.** 「혈액관리법」상 의료기관의 장은 특정수혈부작용이 발생한 경우에는 누구에게 신고해야 하는가?

① 질병관리청장 ② 시 · 도지사
③ 혈액원장 ④ 대한적십자사 회장
⑤ 행정안전부장관

해설 **제10조(특정수혈부작용에 대한 조치)** ① 의료기관의 장은 특정수혈부작용이 발생한 경우에는 보건복지부령으로 정하는 바에 따라 그 사실을 시 · 도지사에게 신고하여야 한다.

**81.** 「혈액관리법」상 특정수혈부작용이 발생한 경우 그 발생원인을 파악하기 위해 실태조사를 하여야 하는 자는?

① 대한적십자사 회장 ② 병원장
③ 보건소장 ④ 혈액원장
⑤ 보건복지부장관

해설 **제10조(특정수혈부작용에 대한 조치)** ③ 보건복지부장관은 제2항에 따라 특정수혈부작용의 발생 신고를 통보받으면 그 발생 원인의 파악 등을 위한 실태조사를 하여야 한다.

**82.** 「혈액관리법」상 특정수혈부작용으로 옳지 않은 것은?

① 헌혈이 직접적인 원인이 되어 질병이 발생
② 헌혈이 직접적인 원인이 되어 사망한 채혈부작용자
③ 혈액원장이 통원치료가 필요하다고 판단하는 부작용
④ 혈액원이 공급한 혈액이 직접적인 원인이 되어 질병이 발생
⑤ 혈액원이 공급한 혈액이 직접적인 원인이 되어 사망한 특정수혈부작용자

해설 **제10조의2(특정수혈부작용 및 채혈부작용의 보상)** ① 혈액원은 다음 각 호의 어느 하나에 해당하는 사람에 대하여 특정수혈부작용 및 채혈부작용에 대한 보상금(이하 "보상금")을 지급할 수 있다.
1. 헌혈이 직접적인 원인이 되어 질병이 발생하거나 사망한 채혈부작용자
2. 혈액원이 공급한 혈액이 직접적인 원인이 되어 질병이 발생하거나 사망한 특정수혈부작용자

**83.** 「혈액관리법」상 헌혈이 직접적인 원인이 되어 질병이 발생하거나 사망한 채혈부작용자에게 보상금을 지급할 수 있는 곳은?

① 혈액원 ② 보건복지부 ③ 질병관리청
④ 대한적십자사 ⑤ 헌혈추진협의회

해설 **제10조의2(특정수혈부작용 및 채혈부작용의 보상)** ① 혈액원은 다음 각 호의 어느 하나에 해당하는 사람에 대하여 특정수혈부작용 및 채혈부작용에 대한 보상금(이하 "보상금")을 지급할 수 있다.

정답

80. ② 81. ⑤ 82. ③
83. ①

**84.** 「혈액관리법」상 혈액원이 지급할 수 있는 특정수혈부작용 및 채혈부작용에 대한 보상금의 범위에 해당하지 않는 것은?

① 장제비　　② 진료비
③ 일실소득　　④ 부상자에 대한 보상금
⑤ 사망한 자에 대한 일시보상금

해설 **제10조의2(특정수혈부작용 및 채혈부작용의 보상)** ④ 제1항에 따라 지급할 수 있는 보상금의 범위는 다음 각 호와 같다. 다만, 혈액의 공급과정에서 혈액원의 과실이 없는 경우에는 제6호의 위자료만 지급할 수 있다.

1. 진료비
2. 장애인이 된 자에 대한 일시보상금
3. 사망한 자에 대한 일시보상금
4. 장제비
5. 일실소득
6. 위자료

**85.** 「혈액관리법」상 혈액원이 특정수혈부작용 및 채혈부작용에 대한 보상금을 지급할 수 있는 경우는?

① 혈액원이 공급한 혈액이 직접적인 원인이 되어 질병이 발생하거나 사망한 특정수혈부작용
② 헌혈이 간접적인 원인이 되어 질병이 발생한 경우
③ 채혈부작용이라고 결정된 사람 또는 그 가족이 손해배상청구소송 등을 제기한 경우
④ 헌혈이 간접적인 원인이 되어 사망한 특정수혈부작용자인 경우
⑤ 채혈부작용이 헌혈자 본인의 고의 또는 중대한 과실로 인하여 발생한 경우

해설 **제10조의2(특정수혈부작용 및 채혈부작용의 보상)** ① 혈액원은 다음 각 호의 어느 하나에 해당하는 사람에 대하여 특정수혈부작용 및 채혈부작용에 대한 보상금(이하 "보상금")을 지급할 수 있다.

1. 헌혈이 직접적인 원인이 되어 질병이 발생하거나 사망한 채혈부작용자
2. 혈액원이 공급한 혈액이 직접적인 원인이 되어 질병이 발생하거나 사망한 특정수혈부작용자

**86.** 「혈액관리법」상 특정수혈부작용 및 채혈부작용에 대한 보상금 지급에 관한 설명 중 옳지 않은 것은?

① 채혈부작용이 헌혈자 본인의 고의 과실로 인하여 발생한 경우 보상금을 지급하지 아니할 수 있다.
② 보상금의 범위에는 장애인이 된 자에 대한 일시보상금도 있다.
③ 보상금의 범위에는 진료비, 일실(逸失)소득, 위자료 등이 있다.
④ 혈액의 공급과정에서 혈액원의 과실이 없는 경우에는 위자료만 지급할 수 있다.
⑤ 보상금의 산정 및 지급 등에 필요한 사항은 대통령령으로 정한다.

해설 **제10조의2(특정수혈부작용 및 채혈부작용의 보상)** ⑤ 그 밖에 보상금의 산정 및 지급 등에 필요한 사항은 보건복지부령으로 정한다.

정답

84. ④　85. ①　86. ⑤

**87.** 「혈액관리법」상 혈액원이 지급할 수 있는 보상금의 범위가 아닌 것은?

① 진료비 ② 장제비
③ 입원비 ④ 위자료
⑤ 사망자에 대한 일시보상금

해설 **제10조의2(특정수혈부작용 및 채혈부작용의 보상)** ④ 제1항에 따라 지급할 수 있는 보상금의 범위는 다음 각 호와 같다. 다만, 혈액의 공급과정에서 혈액원의 과실이 없는 경우에는 제6호의 위자료만 지급할 수 있다.
1. 진료비
2. 장애인이 된 자에 대한 일시보상금
3. 사망한 자에 대한 일시보상금
4. 장제비
5. 일실소득
6. 위자료

**88.** 「혈액관리법」상 혈액원에서 혈액관리업무(전자혈액관리업무기록포함)에 관한 기록 보존기간은?

① 1년 ② 5년 ③ 7년
④ 10년 ⑤ 20년

해설 **제12조(기록의 작성 등)** ② 제1항에 따른 기록(제12조의2제1항에 따른 전자혈액관리업무기록을 포함한다)은 기록한 날부터 보건복지부령으로 정하는 기간 동안 보존하여야 한다.
**시행규칙 제14조(서류의 작성등)** ② 법 제12조제2항에서 "보건복지부령이 정하는 기간"이라 함은 10년을 말한다

**89.** 「혈액관리법」상 보건복지부장관이 혈액관리업무 심사평가에서 정기평가는 몇 년마다 실시하는가?

① 1년 ② 2년 ③ 3년
④ 4년 ⑤ 5년

해설 **시행령 제7조의2(혈액관리업무 심사평가)** ① 법 제13조제3항의 규정에 의한 심사평가는 정기평가와 수시평가로 구분하여 실시한다.
② 정기평가는 2년마다 실시하고, 수시평가는 정기평가를 받은 혈액원이 그 평가결과에 따른 평가수준을 지속적으로 유지하고 있는지를 확인할 필요가 있는 경우에 실시한다.

**90.** 「혈액관리법」상 대한적십자사 회장은 의료기관이 수혈비용의 보상 청구를 받은 때에는 그 청구를 받은 날부터 언제까지 보상하여야 하는가?

① 1주 이내 ② 2주 이내 ③ 3주 이내
④ 1개월 이내 ⑤ 2개월 이내

해설 **시행규칙 제17조(수혈비용의 보상)** ④ 대한적십자사 회장은 제2항에 따른 수혈비용의 보상청구를 받은 때에는 그 청구를 받은 날부터 1개월 이내에 이를 보상해야 한다.

정답

87. ③ 88. ④ 89. ②
90. ④

**91.** 「혈액관리법」상 의료기관이 수혈비용의 보상받고자 할 때 누구에게 청구하는가?

① 대한적십자사 회장 ② 보건소장
③ 시 · 도지사 ④ 혈액원장
⑤ 시장 · 군수 · 구청장

해설 **시행규칙 제17조(수혈비용의 보상)** ② 의료기관은 제1항에 따른 수혈비용의 보상을 받고자 할 때에는 별지 제11호서식의 수혈비용청구서에 별지 제12호서식의 수혈자내역서를 첨부하여 대한적십자사 회장에게 청구해야 한다.

**92.** 「혈액관리법」상 헌혈환급적립금의 사용 용도로 옳지 않은 것은?

① 수혈비용의 보상
② 헌혈의 장려
③ 혈액관리와 관련된 연구
④ 대한적십자사의 전산화에 대한 지원
⑤ 특정수혈부작용에 대한 실태조사 및 연구

해설 **제15조(헌혈환급예치금 및 헌혈환급적립금)** ③ 적립금은 다음 각 호의 어느 하나에 해당하는 용도에만 사용하여야 한다.
1. 제14조제5항에 따른 수혈비용의 보상
2. 헌혈의 장려
3. 혈액관리와 관련된 연구
4. 그 밖에 대통령령으로 정하는 용도

시행령 제8조(헌혈환급적립금의 용도)
1. 특정수혈부작용에 대한 실태조사 및 연구
2. 혈액원 혈액관리업무의 전산화에 대한 지원

정답

91. ① 92. ④

저자와의
협의로
인지생략

2025
최신·적중 임상병리사를 위한
# 의료관계법규 예상문제


| | |
|---|---|
| 발 행 일 | 2025년 7월 30일 1쇄 인쇄<br>2025년 8월 10일 1쇄 발행 |
| 편 저 자 | 편집부 |
| 발 행 인 | 김재민 |
| 발 행 처 | 정문각JMK<br>서울특별시 마포구 백범로 104, 봉화빌딩 4층 |
| 출판등록 | 2011년 1월 19일 제2011-000035호 |
| 전 화 | 02)713-0421~3 |
| 팩 스 | 02)704-6265 |
| 전자우편 | jmk@jmkp.co.kr |
| 홈페이지 | www.jmkp.co.kr |




정 가 **15,000원**



ISBN 979-11-6260-435-9 94510